Plan de entrenamiento para un año

Mejorar la salud, Fortalecer el musculo, Aumentar la fuerza

Andrea Raimondi

Para obtener un curso completo sobre culturismo y recomposición corporal, busque mi libro en Amazon. Encontrará todo lo que necesita saber sobre cómo entrenar y cómo configurar un procedimiento eficaz para perder peso y ganar masa muscular.

https://www.amazon.es/dp/B08RKN1N8T

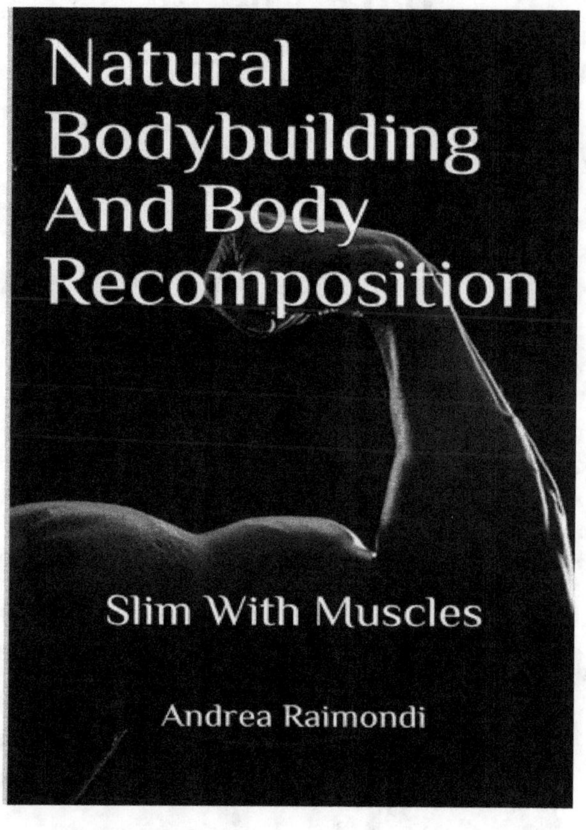

ÍNDICE

Introducción

A continuación encontrarás el detalle de mi protocolo de entrenamiento con una duración total de 52 semanas, un año de entrenamiento, al final del cual es posible continuar, retomando una determinada fase, hasta alcanzar los objetivos que te has marcado en cuanto a masa muscular. o fuerza, mejorando su físico con el tiempo. Este macrociclo contiene y se divide en cuatro fases principales: una fase inicial o de adaptación de 8 semanas diseñada para aquellos que acaban de empezar a entrenar o para aquellos que retoman la actividad tras un período de descanso. A esto le sigue una fase de fuerza de 8 semanas en la que intentamos aumentar la fuerza general a través de las metodologías utilizadas. Después de la fase de fortalecimiento muy costosa para el cuerpo, sigue una fase de recuperación que dura 4 semanas. El último mesociclo del protocolo consiste en la fase de hipertrofia de 12 semanas de duración, en la que los entrenamientos estarán dirigidos a ganar masa muscular. Al final del período de hipertrofia es bueno insertar un período de recuperación de otras 4 semanas y luego reanudar con un ciclo de fuerza o con otro ciclo de hipertrofia en función de sus objetivos específicos.

Registra tu progreso en mi App web, diseñada para Entrenadores Personales, puedes seguir el progreso de tus entrenamientos y tus parámetros con útiles gráficos. Podrá llevar su diario de alimentos y ver los índices corporales principales,

PT-Manager.com

https://www.pt-manager.com/start/

¡PRUÉBALO GRATIS!

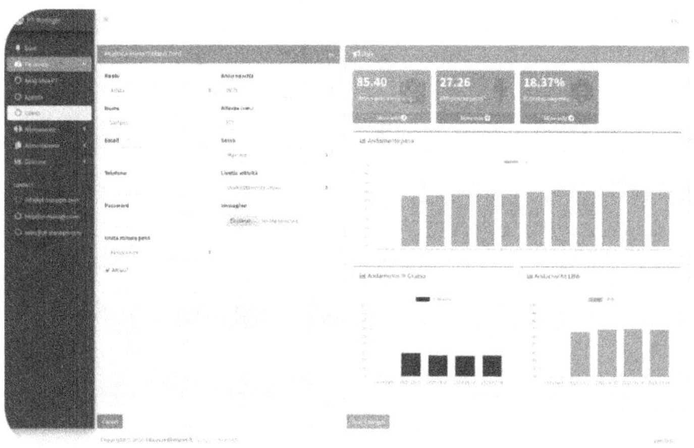

Fase de adaptación (8 semanas)

Esta fase está diseñada para quienes nunca han entrenado con pesas o para quienes no han entrenado durante mucho tiempo. Aquellos que hayan estado entrenando durante al menos 6 meses pueden utilizar esta fase como preparación para las siguientes o comenzar directamente con la fase de fuerza. El protocolo prevé un mesociclo de 8 semanas dividido en dos secciones. Hay tres días de entrenamiento en cada semana. La primera sección tiene como objetivo principal aprender los movimientos de los distintos ejercicios. Todos los grupos de músculos principales se entrenan en cada sesión de entrenamiento. Son entrenamientos de "cuerpo completo" en los que las cargas no tienen que ser pesadas y las repeticiones son bastante elevadas, de 15 a 20 por serie, con descansos de aproximadamente 1 minuto entre series. Es importante empezar de forma muy paulatina para permitir que el cuerpo se adapte al esfuerzo sin incurrir en lesiones o dolores molestos que puedan bloquear tu deseo de entrenar. Siempre haga una o dos series de calentamientos de carga baja antes de cada ejercicio. Cada semana aumente la carga máxima utilizada en la serie de entrenamiento. La segunda fase, también con sesiones de cuerpo completo y de cuatro semanas, implica semanas con cargas ligeras y otras con cargas más pesadas.

A lo largo de la fase inicial, pero de forma más general durante el entrenamiento, debes intentar mantener un movimiento constante y "limpio", centrándote en el músculo en el que estás trabajando. Mantenga una velocidad de ejecución (TUT) de 2 segundos durante la fase concéntrica y 2 segundos en la fase excéntrica. En cuanto al peso a levantar, esto varía claramente según su estado inicial de forma y experiencia, así como su fuerza inicial. Para hacer universal el uso de las cartas, he adoptado el sistema relativo a la repetición máxima, o más bien al número máximo de repeticiones que puedes realizar con un peso determinado. Por ejemplo, si se indica 3 series @ 8-10RM, significa que debes usar un peso que te permita realizar un máximo de 10 repeticiones correctamente y no menos de 8, si luego en otra ficha para el mismo ejercicio ese número es baja, es decir @ 5-7RM significa que con el peso utilizado puedes realizar un máximo de 7 repeticiones, es decir, la carga es más pesada que la primera indicación.

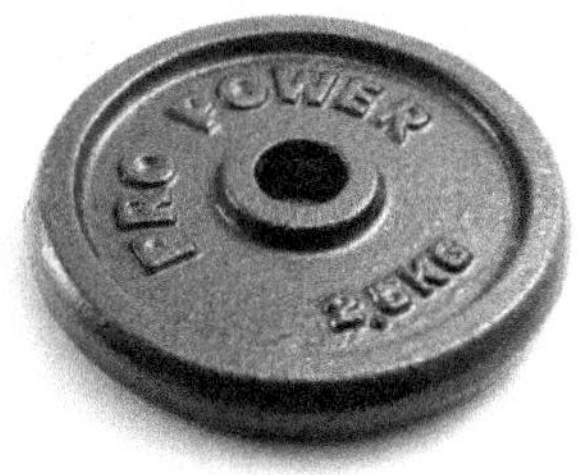

Fase de adaptación. Sección 1. Semana 1
Esfuerzo percibido igual a 6

DÍA	MÚSCULOS	EJERCICIOS
lunes	Full Body	Banco plano con mancuernas [3 serie @ 15-20RM] Press militar mancuernas[3 serie @ 15-20RM] Remo con mancuerna [3 serie @ 15-20RM] Curl de bíceps con mancuernas [3 serie @ 15-20RM] Pull Down [3 serie @ 15-20RM] Leg curl [3 serie @ 15-20RM] Squat [3 serie @ 15-20RM] Crunch [3 serie @ 15-20RM] Elevaciones de pantorrillas de pie[3 serie @ 15-20RM]
martes	Descanso	
miércoles	Full Body	Banco plano con mancuernas [3 serie @ 15-20RM] Press militar mancuernas[3 serie @ 15-20RM] Remo con mancuerna [3 serie @15-20RM] Curl de bíceps con mancuernas [3 serie @ 15-20RM] Pull Down [3 serie @ 15-20RM] Leg curl [3 serie @ 15-20RM] Squat [3 serie @ 15-20RM] Crunch [3 serie @ 15-20RM] Elevaciones de pantorrillas de pie[3 serie @ 15-20RM]
jueves	Descanso	
viernes	Full Body	Banco plano con mancuernas [3 serie @ 15-20RM] Press militar mancuernas[3 serie @ 15-20RM] Remo con mancuerna [3 serie @ 15-20RM] Curl de bíceps con mancuernas [3 serie @ 15-20RM] Pull Down [3 serie @ 15-20RM] Leg curl [3 serie @ 15-20RM] Squat [3 serie @ 15-20RM] Crunch [3 serie @ 15-20RM] Elevaciones de pantorrillas de pie[3 serie @ 15-20RM]
sábado	Descanso	Actividad aeróbica
domingo	Descanso	

Fase de adaptación. Sección 1. Semana 2
Esfuerzo percibido igual a 7

DÍA	MÚSCULOS	EJERCICIOS
lunes	Full Body	Banco plano con mancuernas [3 serie @ 15-20RM] Press militar mancuernas[3 serie @ 15-20RM] Remo con mancuerna [3 serie @ 15-20RM] Curl de bíceps con mancuernas [3 serie @ 15-20RM] Pull Down [3 serie @ 15-20RM] Leg curl [3 serie @ 15-20RM] Squat [3 serie @ 15-20RM] Crunch [3 serie @ 15-20RM] Elevaciones de pantorrillas de pie[3 serie @ 15-20RM]
martes	Descanso	
miércoles	Full Body	Banco plano con mancuernas [3 serie @ 15-20RM] Press militar mancuernas[3 serie @ 15-20RM] Remo con mancuerna [3 serie @ 15-20RM] Curl de bíceps con mancuernas [3 serie @ 15-20RM] Pull Down [3 serie @ 15-20RM] Leg curl [3 serie @ 15-20RM] Squat [3 serie @ 15-20RM] Crunch [3 serie @ 15-20RM] Elevaciones de pantorrillas de pie[3 serie @ 15-20RM]
jueves	Descanso	
viernes	Full Body	Banco plano con mancuernas [3 serie @ 15-20RM] Press militar mancuernas[3 serie @ 15-20RM] Remo con mancuerna [3 serie @ 15-20RM] Curl de bíceps con mancuernas [3 serie @ 15-20RM] Pull Down [3 serie @ 15-20RM] Leg curl [3 serie @ 15-20RM] Squat [3 serie @ 15-20RM] Crunch [3 serie @ 15-20RM] Elevaciones de pantorrillas de pie[3 serie @ 15-20RM]
sábado	Descanso	Actividad aeróbica
domingo	Descanso	

Fase de adaptación. Sección 1. Semana 3
Esfuerzo percibido igual a 8

DÍA	MÚSCULOS	EJERCICIOS
lunes	Full Body	Banco plano con mancuernas [3 serie @ 15-20RM] Press militar mancuernas[3 serie @ 15-20RM] Remo con mancuerna [3 serie @ 15-20RM] Curl de bíceps con mancuernas [3 serie @ 15-20RM] Pull Down [3 serie @ 15-20RM] Leg curl [3 serie @ 15-20RM] Squat [3 serie @ 15-20RM] Crunch [3 serie @ 15-20RM] Elevaciones de pantorrillas de pie[3 serie @ 15-20RM]
martes	Descanso	
miércoles	Full Body	Banco plano con mancuernas [3 serie @ 15-20RM] Press militar mancuernas[3 serie @ 15-20RM] Remo con mancuerna [3 serie @ 15-20RM] Curl de bíceps con mancuernas [3 serie @ 15-20RM] Pull Down [3 serie @ 15-20RM] Leg curl [3 serie @ 15-20RM] Squat [3 serie @ 15-20RM] Crunch [3 serie @ 15-20RM] Elevaciones de pantorrillas de pie[3 serie @ 15-20RM]
jueves	Descanso	
viernes	Full Body	Banco plano con mancuernas [3 serie @ 15-20RM] Press militar mancuernas[3 serie @ 15-20RM] Remo con mancuerna [3 serie @ 15-20RM] Curl de bíceps con mancuernas [3 serie @ 15-20RM] Pull Down [3 serie @ 15-20RM] Leg curl [3 serie @ 15-20RM] Squat [3 serie @ 15-20RM] Crunch [3 serie @ 15-20RM] Elevaciones de pantorrillas de pie[3 serie @ 15-20RM]
sábado	Descanso	Actividad aeróbica
domingo	Descanso	

Fase de adaptación. Sección 1. Semana 4
Esfuerzo percibido igual a 6

DÍA	MÚSCULOS	EJERCICIOS
lunes	Full Body	Banco plano con mancuernas [3 serie @ 15-20RM] Press militar mancuernas[3 serie @ 15-20RM] Remo con mancuerna [3 serie @ 15-20RM] Curl de bíceps con mancuernas [3 serie @ 15-20RM] Pull Down [3 serie @ 15-20RM] Leg curl [3 serie @ 15-20RM] Squat [3 serie @ 15-20RM] Crunch [3 serie @ 15-20RM] Elevaciones de pantorrillas de pie[3 serie @ 15-20RM]
martes	Descanso	
miércoles	Full Body	Banco plano con mancuernas [3 serie @ 15-20RM] Press militar mancuernas[3 serie @ 15-20RM] Remo con mancuerna [3 serie @ 15-20RM] Curl de bíceps con mancuernas [3 serie @ 15-20RM] Pull Down [3 serie @ 15-20RM] Leg curl [3 serie @ 15-20RM] Squat [3 serie @ 15-20RM] Crunch [3 serie @ 15-20RM] Elevaciones de pantorrillas de pie[3 serie @ 15-20RM]
jueves	Descanso	
viernes	Full Body	Banco plano con mancuernas [3 serie @ 15-20RM] Press militar mancuernas[3 serie @ 15-20RM] Remo con mancuerna [3 serie @ 15-20RM] Curl de bíceps con mancuernas [3 serie @ 15-20RM] Pull Down [3 serie @ 15-20RM] Leg curl [3 serie @ 15-20RM] Squat [3 serie @ 15-20RM] Crunch [3 serie @ 15-20RM] Elevaciones de pantorrillas de pie[3 serie @ 15-20RM]
sábado	Descanso	Actividad aeróbica
domingo	Descanso	

Fase de adaptación. Sección 2. Semana 5

Esfuerzo percibido igual a 7, aumentar el peso después de cada serie, el último hasta el fallo muscular

DÍA	MÚSCULOS	EJERCICIOS
lunes	Full Body	Banco plano con mancuernas [3 serie @ 15-20RM] Press militar mancuernas[3 serie @ 15-20RM] Remo en polea baja [3 serie @ 15-20RM] Curl de bíceps con mancuernas [3 serie @ 15-20RM] Pull Down [3 serie @ 15-20RM] Leg curl [3 serie @ 15-20RM] Leg extension [3 serie @ 15-20RM] Crunch [3 serie @ 15-20RM] Elevaciones de pantorrillas de pie[3 serie @ 15-20RM]
martes	Descanso	
miércoles	Full Body	Banco plano con mancuernas [3 serie @ 15-20RM] Press militar mancuernas[3 serie @ 15-20RM] Remo en polea baja [3 serie @ 15-20RM] Curl de bíceps con mancuernas [3 serie @ 15-20RM] Pull Down [3 serie @ 15-20RM] Leg curl [3 serie @ 15-20RM] Leg extension [3 serie @ 15-20RM] Crunch [3 serie @ 15-20RM] Elevaciones de pantorrillas de pie[3 serie @ 15-20RM]
jueves	Descanso	
viernes	Full Body	Banco plano con mancuernas [3 serie @ 15-20RM] Press militar mancuernas[3 serie @ 15-20RM] Remo en polea baja [3 serie @ 15-20RM] Curl de bíceps con mancuernas [3 serie @ 15-20RM] Pull Down [3 serie @ 15-20RM] Leg curl [3 serie @ 15-20RM] Leg extension [3 serie @ 15-20RM] Crunch [3 serie @ 15-20RM] Elevaciones de pantorrillas de pie[3 serie @ 15-20RM]
sábado	Descanso	Actividad aeróbica
domingo	Descanso	

Fase de adaptación. Sección 2. Semana 6
Esfuerzo percibido igual a 7, aumente el peso después de cada serie, la última serie hasta el fallo muscular

DÍA	MÚSCULOS	EJERCICIOS
lunes	Full Body	Banco plano con mancuernas [3 serie @ 10-12RM] Press militar mancuernas[3 serie @ 10-12RM] Remo en polea baja [3 serie @ 10-12RM] Curl de bíceps con mancuernas [3 serie @ 10-12RM] Pull Down [3 serie @ 10-12RM] Leg curl [3 serie @ 10-12RM] Leg extension [3 serie @ 10-12RM] Crunch [3 serie @ 10-12RM] Elevaciones de pantorrillas de pie[3 serie @ 10-12RM]
martes	Descanso	
miércoles	Full Body	Banco plano con mancuernas [3 serie @ 10-12RM] Press militar mancuernas[3 serie @ 10-12RM] Remo en polea baja [3 serie @ 10-12RM] Curl de bíceps con mancuernas [3 serie @ 10-12RM] Pull Down [3 serie @ 10-12RM] Leg curl [3 serie @ 10-12RM] Leg extension [3 serie @ 10-12RM] Crunch [3 serie @ 10-12RM] Elevaciones de pantorrillas de pie[3 serie @ 10-12RM]
jueves	Descanso	
viernes	Full Body	Banco plano con mancuernas [3 serie @ 10-12RM] Press militar mancuernas[3 serie @ 10-12RM] Remo en polea baja [3 serie @ 10-12RM] Curl de bíceps con mancuernas [3 serie @ 10-12RM] Pull Down [3 serie @ 10-12RM] Leg curl [3 serie @ 10-12RM] Leg extension [3 serie @ 10-12RM] Crunch [3 serie @ 10-12RM] Elevaciones de pantorrillas de pie[3 serie @ 10-12RM]
sábado	Descanso	Actividad aeróbica
domingo	Descanso	

Fase de adaptación. Sección 2. Semana 7
Esfuerzo percibido igual a 7, aumentar el peso después de
cada serie, el último hasta la falla muscular

DÍA	MÚSCULOS	EJERCICIOS
lunes	Full Body	Banco plano con mancuernas [3 serie @ 8-10RM] Press militar mancuernas[3 serie @ 8-10RM] Remo en polea baja [3 serie @ 8-10RM] Curl de bíceps con mancuernas [3 serie @ 8-10RM] Pull Down [3 serie @ 8-10RM] Leg curl [3 serie @ 8-10RM] Leg extension [3 serie @ 8-10RM] Crunch [3 serie @ 8-10RM] Elevaciones de pantorrillas de pie[3 serie @ 8-10RM]
martes	Descanso	
miércoles	Full Body	Banco plano con mancuernas [3 serie @ 8-10RM] Press militar mancuernas[3 serie @ 8-10RM] Remo en polea baja [3 serie @ 8-10RM] Curl de bíceps con mancuernas [3 serie @ 8-10RM] Pull Down [3 serie @ 8-10RM] Leg curl [3 serie @ 8-10RM] Leg extension [3 serie @ 8-10RM] Crunch [3 serie @ 8-10RM] Elevaciones de pantorrillas de pie[3 serie @ 8-10RM]
jueves	Descanso	
viernes	Full Body	Banco plano con mancuernas [3 serie @ 8-10RM] Press militar mancuernas[3 serie @ 8-10RM] Remo en polea baja [3 serie @ 8-10RM] Curl de bíceps con mancuernas [3 serie @ 8-10RM] Pull Down [3 serie @ 8-10RM] Leg curl [3 serie @ 8-10RM] Leg extension [3 serie @ 8-10RM] Crunch [3 serie @ 8-10RM] Elevaciones de pantorrillas de pie[3 serie @ 8-10RM]
sábado	Descanso	Actividad aeróbica
domingo	Descanso	

Fase de adaptación. Sección 2. Semana 8
Esfuerzo percibido igual a 7, aumentar el peso después de
cada serie, el último hasta la falla muscular

DÍA	MÚSCULOS	EJERCICIOS
lunes	Full Body	Banco plano con mancuernas [3 serie @ 15-20RM] Press militar mancuernas[3 serie @ 15-20RM] Remo en polea baja [3 serie @ 15-20RM] Curl de bíceps con mancuernas [3 serie @ 15-20RM] Pull Down [3 serie @ 15-20RM] Leg curl [3 serie @ 15-20RM] Leg extension [3 serie @ 15-20RM] Crunch [3 serie @ 15-20RM] Elevaciones de pantorrillas de pie[3 serie @ 15-20RM]
martes	Descanso	
miércoles	Full Body	Banco plano con mancuernas [3 serie @ 15-20RM] Press militar mancuernas[3 serie @ 15-20RM] Remo en polea baja [3 serie @ 15-20RM] Curl de bíceps con mancuernas [3 serie @ 15-20RM] Pull Down [3 serie @ 15-20RM] Leg curl [3 serie @ 15-20RM] Leg extension [3 serie @ 15-20RM] Crunch [3 serie @ 15-20RM] Elevaciones de pantorrillas de pie[3 serie @ 15-20RM]
jueves	Descanso	
viernes	Full Body	Banco plano con mancuernas [3 serie @ 15-20RM] Press militar mancuernas[3 serie @ 15-20RM] Remo en polea baja [3 serie @ 15-20RM] Curl de bíceps con mancuernas [3 serie @ 15-20RM] Pull Down [3 serie @ 15-20RM] Leg curl [3 serie @ 15-20RM] Leg extension [3 serie @ 15-20RM] Crunch [3 serie @ 15-20RM] Elevaciones de pantorrillas de pie[3 serie @ 15-20RM]
sábado	Descanso	Actividad aeróbica
domingo	Descanso	

Fase de fuerza (8 semanas)

Esta fase también se divide en dos mesociclos de cuatro semanas cada uno, en los que entrenas con cargas elevadas y con pocas repeticiones, los descansos entre una serie y la siguiente se alargan hasta 2-3 minutos. En el primer mesociclo entrenas tres días a la semana en cuerpo completo, en el segundo al menos cuatro pero con rutinas divididas.

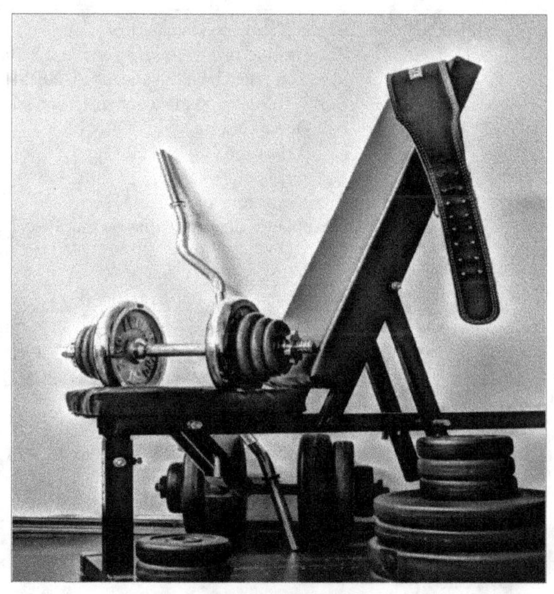

Fase de fuerza. Sección 1. Semana 1
Esfuerzo percibido igual a 8, aumentar el peso después de
cada serie, el último hasta la falla muscular

DÍA	MÚSCULOS	EJERCICIOS
lunes	Full Body	Press plano [3 serie @ 5-6 RM] Press militar [3 serie @ 15-6 RM] Remo en polea baja [3 serie @ 5-6 RM] Curl de bíceps con mancuernas [3 serie @ 5-6 RM] Pull Down [3 serie @ 5-6 RM] Leg curl [3 serie @ 5-6 RM] Squat [3 serie @ 5-6 RM] Crunch [3 serie @ 15-20RM]
martes	Descanso	
miércoles	Full Body	Press plano [3 serie @ 5-6 RM] Press militar [3 serie @ 15-6 RM] Remo en polea baja [3 serie @ 5-6 RM] Curl de bíceps con mancuernas [3 serie @ 5-6 RM] Pull Down [3 serie @ 5-6 RM] Leg curl [3 serie @ 5-6 RM] Squat [3 serie @ 5-6 RM] Crunch [3 serie @ 15-20RM]
jueves	Descanso	
viernes	Full Body	Press plano [3 serie @ 5-6 RM] Press militar [3 serie @ 15-6 RM] Remo en polea baja [3 serie @ 5-6 RM] Curl de bíceps con mancuernas [3 serie @ 5-6 RM] Pull Down [3 serie @ 5-6 RM] Leg curl [3 serie @ 5-6 RM] Squat [3 serie @ 5-6 RM] Crunch [3 serie @ 15-20RM]
sábado	Descanso	Actividad aeróbica
domingo	Descanso	

Fase de fuerza. Sección 1. Semana 2
Esfuerzo percibido igual a 8, aumentar el peso después de cada serie, el último hasta la falla muscular

DÍA	MÚSCULOS	EJERCICIOS
lunes	Full Body	Press plano [3 serie @ 3-5 RM] Press militar [3 serie @ 3-5 RM] Remo en polea baja [3 serie @ 3-5 RM] Curl de bíceps con mancuernas [3 serie @ 3-5 RM] Pull Down [3 serie @ 3-5 RM] Leg curl [3 serie @ 3-5 RM] Squat [3 serie @ 3-5 RM] Crunch [3 serie @ 15-20RM]
martes	Descanso	
miércoles	Full Body	Press plano [3 serie @ 3-5 RM] Press militar [3 serie @ 3-5 RM] Remo en polea baja [3 serie @ 3-5 RM] Curl de bíceps con mancuernas [3 serie @ 3-5 RM] Pull Down [3 serie @ 3-5 RM] Leg curl [3 serie @ 3-5 RM] Squat [3 serie @ 3-5 RM] Crunch [3 serie @ 15-20RM]
jueves	Descanso	
viernes	Full Body	Press plano [3 serie @ 3-5 RM] Press militar [3 serie @ 3-5 RM] Remo en polea baja [3 serie @ 3-5 RM] Curl de bíceps con mancuernas [3 serie @ 3-5 RM] Pull Down [3 serie @ 3-5 RM] Leg curl [3 serie @ 3-5 RM] Squat [3 serie @ 3-5 RM] Crunch [3 serie @ 15-20RM]
sábado	Descanso	Actividad aeróbica
domingo	Descanso	

Fase de fuerza. Sección 1. Semana 3

Esfuerzo percibido igual a 8, aumentar el peso después de cada serie,
el último hasta la falla muscular

DÍA	MÚSCULOS	EJERCICIOS
lunes	Full Body	Press plano [3 serie @ 1-3 RM] Press militar [3 serie @ 1-3 RM] Remo en polea baja [3 serie @ 1-3 RM] Curl de bíceps con mancuernas [3 serie @ 1-3 RM] Pull Down [3 serie @ 1-3 RM] Leg curl [3 serie @ 1-3 RM] Squat [3 serie @ 1-3 RM] Crunch [3 serie @ 15-20RM]
martes	Descanso	
miércoles	Full Body	Press plano [3 serie @ 1-3 RM] Press militar [3 serie @ 1-3 RM] Remo en polea baja [3 serie @ 1-3 RM] Curl de bíceps con mancuernas [3 serie @ 1-3 RM] Pull Down [3 serie @ 1-3 RM] Leg curl [3 serie @ 1-3 RM] Squat [3 serie @ 1-3 RM] Crunch [3 serie @ 15-20RM]
jueves	Descanso	
viernes	Full Body	Press plano [3 serie @ 1-3 RM] Press militar [3 serie @ 1-3 RM] Remo en polea baja [3 serie @ 1-3 RM] Curl de bíceps con mancuernas [3 serie @ 1-3 RM] Pull Down [3 serie @ 1-3 RM] Leg curl [3 serie @ 1-3 RM] Squat [3 serie @ 1-3 RM] Crunch [3 serie @ 15-20RM]
sábado	Descanso	Actividad aeróbica
domingo	Descanso	

Fase de fuerza. Sección 1. Semana 4

Esfuerzo percibido igual a 7, aumentar el peso después de cada serie, el último hasta la falla muscular

DÍA	MÚSCULOS	EJERCICIOS
lunes	Full Body	Press plano [3 serie @ 10-12 RM] Press militar [3 serie @ 10-12 RM] Remo en polea baja [3 serie @ 10-12 RM] Curl de bíceps con mancuernas [3 serie @ 10-12 RM] Pull Down [3 serie @ 10-12 RM] Leg curl [3 serie @ 10-12 RM] Squat [3 serie @ 10-12 RM] Crunch [3 serie @ 15-20RM]
martes	Descanso	
miércoles	Full Body	Press plano [3 serie @ 10-12 RM] Press militar [3 serie @ 10-12 RM] Remo en polea baja [3 serie @ 10-12 RM] Curl de bíceps con mancuernas [3 serie @ 10-12 RM] Pull Down [3 serie @ 10-12 RM] Leg curl [3 serie @ 10-12 RM] Squat [3 serie @ 10-12 RM] Crunch [3 serie @ 15-20RM]
jueves	Descanso	
viernes	Full Body	Press plano [3 serie @ 10-12 RM] Press militar [3 serie @ 10-12 RM] Remo en polea baja [3 serie @ 10-12 RM] Curl de bíceps con mancuernas [3 serie @ 10-12 RM] Pull Down [3 serie @ 10-12 RM] Leg curl [3 serie @ 10-12 RM] Squat [3 serie @ 10-12 RM] Crunch [3 serie @ 15-20RM]
sábado	Descanso	Actividad aeróbica
domingo	Descanso	

Fase de fuerza. Sección 2. Semana 5

Esfuerzo percibido igual a 7, aumentar el peso después de cada serie, el último hasta la falla muscular

DÍA	MÚSCULOS	EJERCICIOS
lunes	Parte alta	Press plano [3 serie @ 6-8 RM] Press militar [3 serie @ 6-8 RM] Aberturas con mancuernas [3 serie @ 6-8 RM] Lat machine [3 serie @ 6-8 RM] Curl de bíceps con mancuernas [3 serie @ 6-8 RM] Pull Down [3 serie @ 6-8 RM]
martes	Parte inferior	Leg curl [3 serie @ 6-8 RM] Squat [3 serie @ 6-8 RM] Calf raise [3 serie @ 6-8 RM] Crunch [3 serie @ 15-20RM]
miércoles	Descanso	
jueves	Parte alta	Press plano [3 serie @ 6-8 RM] Press militar [3 serie @ 6-8 RM] elevaciones laterales con mancuernas [3 serie @ 6-8 RM] Lat machine [3 serie @ 6-8 RM] Curl de bíceps con mancuernas [3 serie @ 6-8 RM] Pull Down [3 serie @ 6-8 RM]
viernes	Parte inferior	Leg curl [3 serie @ 6-8 RM] Squat [3 serie @ 6-8 RM] Calf raise [3 serie @ 6-8 RM] Crunch [3 serie @ 15-20RM]
sábado	Descanso	Actividad aeróbica
domingo	Descanso	

Fase de fuerza. Sección 2. Semana 6
Esfuerzo percibido igual a 8 aumentar el peso después de cada serie, el último hasta la falla muscular

DÍA	MÚSCULOS	EJERCICIOS
lunes	Parte alta	Press plano [3 serie @ 3-5 RM] Press militar [3 serie @ 3-5 RM] Aberturas con mancuernas [3 serie @3-5 RM] Lat machine [3 serie @ 3-5 RM] Curl de bíceps con mancuernas [3 serie @3-5 RM] Pull Down [3 serie @ 3-5 RM]
martes	Parte inferior	Leg curl [3 serie @ 3-5 RM] Squat [3 serie @ 3-5 RM] Calf raise [3 serie @ 3-5 RM] Crunch [3 serie @ 15-20RM]
miércoles	Descanso	
jueves	Parte alta	Press plano [3 serie @ 3-5 RM] Press militar [3 serie @ 3-5 RM] elevaciones laterales con mancuernas [3 serie @3-5 RM] Lat machine [3 serie @ 3-5 RM] Curl de bíceps con mancuernas [3 serie @ 3-5 RM] Pull Down [3 serie @ 3-5 RM]
viernes	Parte inferior	Leg curl [3 serie @ 3-5 RM] Squat [3 serie @ 3-5 RM] Calf raise [3 serie @ 3-5 RM] Crunch [3 serie @ 15-20RM]
sábado	Descanso	Actividad aeróbica
domingo	Descanso	

Fase de fuerza. Sección 2. Semana 7
Esfuerzo percibido igual a 9, aumentar el peso después de cada serie, el último hasta la falla muscular

DÍA	MÚSCULOS	EJERCICIOS
lunes	Parte alta	Press plano [3 serie @ 2-3 RM] Press militar [3 serie @ 2-3 RM] Aberturas con mancuernas [3 serie @2-3 RM] Lat machine [3 serie @ 2-3 RM] Curl de bíceps con mancuernas [3 serie@2-3RM] Pull Down [3 serie @ 2-3 RM]
martes	Parte inferior	Leg curl [3 serie @ 2-3 RM] Squat [3 serie @ 2-3 RM] Calf raise [3 serie @ 2-3 RM] Crunch [3 serie @ 15-20RM]
miércoles	Descanso	
jueves	Parte alta	Press plano [3 serie @ 2-3 RM] Press militar [3 serie @ 2-3 RM] elevaciones laterales con mancuernas [3 serie @2-3RM] Lat machine [3 serie @ 2-3 RM] Curl de bíceps con mancuernas [3 serie@2-3RM] Pull Down [3 serie @ 2-3 RM]
viernes	Parte inferior	Leg curl [3 serie @ 2-3 RM] Squat [3 serie @ 2-3 RM] Calf raise [3 serie @ 2-3 RM] Crunch [3 serie @ 15-20RM]
sábado	Descanso	Actividad aeróbica
domingo	Descanso	

Fase de fuerza. Sección 2. Semana 8

Esfuerzo percibido igual a 7, aumentar el peso después de cada serie,
el último hasta la falla muscular

DÍA	MÚSCULOS	EJERCICIOS
lunes	Parte alta	Press plano [3 serie @ 10-12 RM] Press militar [3 serie @ 10-12 RM] Aberturas con mancuernas [3 serie @ 10-12RM] Lat machine [3 serie @ 10-12 RM] Curl de bíceps con mancuernas [3 serie @ 10-12 RM] Spinte in basso cavo [3 serie @ 10-12 RM]
martes	Parte inferior	Leg curl [3 serie @ 10-12 RM] Squat [3 serie @ 10-12 RM] Calf raise [3 serie @ 10-12 RM] Crunch [3 serie @ 15-20RM]
miércoles	Descanso	
jueves	Parte alta	Press plano [3 serie @ 10-12 RM] Press militar [3 serie @ 10-12 RM] Aberturas con mancuernas [3 serie @ 10-12 RM] Lat machine [3 serie @ 10-12 RM] Curl de bíceps con mancuernas [3 serie @ 10-12 RM] Spinte in basso cavo [3 serie @ 10-12 RM]
viernes	Parte inferior	Leg curl [3 serie @ 10-12 RM] Squat [3 serie @ 10-12 RM] Calf raise [3 serie @ 10-12 RM] Crunch [3 serie @ 15-20RM]
sábado	Descanso	Actividad aeróbica
domingo	Descanso	

Fase de recuperación (4 semanas)

En este mesociclo aumentamos las repeticiones disminuyendo las cargas máximas utilizadas, esto le da al cuerpo el tiempo que necesita para recuperarse luego de la fase de fuerza, que fue un período de trabajo intenso. Al mismo tiempo, reducimos el tiempo de recuperación entre una serie y la siguiente para aumentar el trabajo metabólico. Este procedimiento también se puede utilizar en protocolos de definición o adelgazamiento en combinación con una dieta hipocalórica.

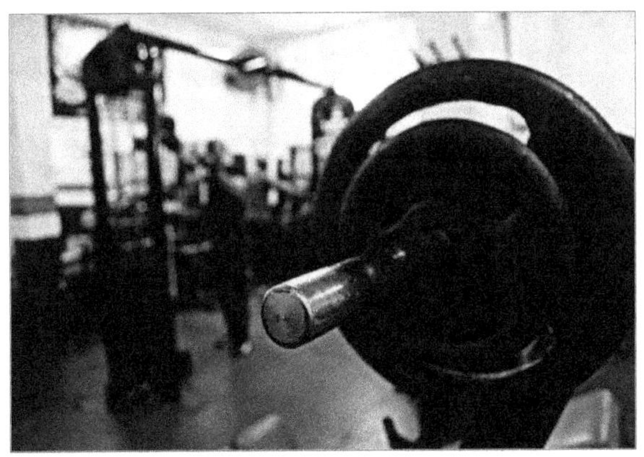

Fase recupero. Semana 1
Esfuerzo percibido igual a 6-7, Descanso 30-45'' tra i set

DÍA	MÚSCULOS	EJERCICIOS
lunes	Full Body	Banco plano con mancuernas [3 serie @ 15-20RM] Press militar mancuernas[3 serie @ 15-20RM] Remo en polea baja [3 serie @ 15-20RM] Curl de bíceps con mancuernas [3 serie @ 15-20RM] Pull Down [3 serie @ 15-20RM] Leg curl [3 serie @ 15-20RM] Leg extension [3 serie @ 15-20RM] Crunch [3 serie @ 15-20RM] Elevaciones de pantorrillas de pie[3 serie @ 15-20RM]
martes	Descanso	
miércoles	Full Body	Aberturas con mancuernas [3 serie @ 10-12RM] Elevaciones laterales [3 serie @ 110-12RM] Remo en polea baja [3 serie @ 10-12RM] Curl de bíceps con mancuernas [3 serie @ 10-12RM] Pull Down [3 serie @ 10-12RM] Leg curl [3 serie @ 10-12RM] Leg extension [3 serie @ 10-12RM] Crunch [3 serie @ 10-12RM] Elevaciones de pantorrillas de pie[3 serie @ 10-12RM]
jueves	Descanso	
viernes	Full Body	Banco plano con mancuernas [3 serie @ 15-20RM] Press militar mancuernas[3 serie @ 15-20RM] Remo en polea baja [3 serie @ 15-20RM] Curl de bíceps con mancuernas [3 serie @ 15-20RM] Pull Down [3 serie @ 15-20RM] Leg curl [3 serie @ 15-20RM] Leg extension [3 serie @ 15-20RM] Crunch [3 serie @ 15-20RM] Elevaciones de pantorrillas de pie[3 serie @ 15-20RM]
sábado	Descanso	
domingo	Descanso	

Fase recupero. Semana 2
Esfuerzo percibido igual a 6-7, Descanso 30-45'' tra i set

DÍA	MÚSCULOS	EJERCICIOS
lunes	Full Body	Banco plano con mancuernas [3 serie @ 15-20RM] Press militar mancuernas[3 serie @ 15-20RM] Trazioni lat machine [3 serie @ 15-20RM] Curl de bíceps con mancuernas [3 serie @ 15-20RM] Spinte in basso cavo [3 serie @ 15-20RM] Leg curl [3 serie @ 15-20RM] Leg press [3 serie @ 15-20RM] Crunch [3 serie @ 15-20RM] Elevaciones de pantorrillas de pie[3 serie @ 15-20RM]
martes	Descanso	
miércoles	Full Body	Aberturas con mancuernas [3 serie @ 10-12RM] Elevaciones laterales [3 serie @ 110-12RM] Remo en polea baja [3 serie @ 10-12RM] Curl de bíceps con mancuernas [3 serie @ 10-12RM] Pull Down [3 serie @ 10-12RM] Leg curl [3 serie @ 10-12RM] Leg extension [3 serie @ 10-12RM] Crunch [3 serie @ 10-12RM] Elevaciones de pantorrillas de pie[3 serie @ 10-12RM]
jueves	Descanso	
viernes	Full Body	Banco plano con mancuernas [3 serie @ 15-20RM] Press militar mancuernas[3 serie @ 15-20RM] Trazioni lat machine [3 serie @ 15-20RM] Curl de bíceps con mancuernas [3 serie @ 15-20RM] Spinte in basso cavo [3 serie @ 15-20RM] Leg curl [3 serie @ 15-20RM] Leg press [3 serie @ 15-20RM] Crunch [3 serie @ 15-20RM] Elevaciones de pantorrillas de pie[3 serie @ 15-20RM]
sábado	Descanso	
domingo	Descanso	

Fase recupero. Semana 3
Esfuerzo percibido igual a 6-7, Descanso 30-45'' tra i set

DÍA	MÚSCULOS	EJERCICIOS
lunes	Full Body	Banco plano con mancuernas [3 serie @ 15-20RM] Press militar mancuernas[3 serie @ 15-20RM] Remo en polea baja [3 serie @ 15-20RM] Curl de bíceps con mancuernas [3 serie @ 15-20RM] Pull Down [3 serie @ 15-20RM] Leg curl [3 serie @ 15-20RM] Leg extension [3 serie @ 15-20RM] Crunch [3 serie @ 15-20RM] Elevaciones de pantorrillas de pie[3 serie @ 15-20RM]
martes	Descanso	
miércoles	Full Body	Aberturas con mancuernas [3 serie @ 10-12RM] Elevaciones laterales [3 serie @ 110-12RM] Remo en polea baja [3 serie @ 10-12RM] Curl de bíceps con mancuernas [3 serie @ 10-12RM] Pull Down [3 serie @ 10-12RM] Leg curl [3 serie @ 10-12RM] Leg extension [3 serie @ 10-12RM] Crunch [3 serie @ 10-12RM] Elevaciones de pantorrillas de pie[3 serie @ 10-12RM]
jueves	Descanso	
viernes	Full Body	Banco plano con mancuernas [3 serie @ 15-20RM] Press militar mancuernas[3 serie @ 15-20RM] Remo en polea baja [3 serie @ 15-20RM] Curl de bíceps con mancuernas [3 serie @ 15-20RM] Pull Down [3 serie @ 15-20RM] Leg curl [3 serie @ 15-20RM] Leg extension [3 serie @ 15-20RM] Crunch [3 serie @ 15-20RM] Elevaciones de pantorrillas de pie[3 serie @ 15-20RM]
sábado	Descanso	
domingo	Descanso	

Fase recupero. Semana 4.
Esfuerzo percibido igual a 6-7, Descanso 30-45'' tra i set

DÍA	MÚSCULOS	EJERCICIOS
lunes	Full Body	Banco plano con mancuernas [3 serie @ 15-20RM] Press militar mancuernas[3 serie @ 15-20RM] Trazioni lat machine [3 serie @ 15-20RM] Curl de bíceps con mancuernas [3 serie @ 15-20RM] Spinte in basso cavo [3 serie @ 15-20RM] Leg curl [3 serie @ 15-20RM] Leg press [3 serie @ 15-20RM] Crunch [3 serie @ 15-20RM] Elevaciones de pantorrillas de pie[3 serie @ 15-20RM]
martes	Descanso	
miércoles	Full Body	Aberturas con mancuernas [3 serie @ 15-20RM] Elevaciones laterales [3 serie @ 15-20RM] Remo en polea baja [3 serie @ 15-20RM] Curl de bíceps con mancuernas [3 serie @ 15-20RM] Pull Down [3 serie @ 15-20RM] Leg curl [3 serie @ 15-20RM] Leg extension [3 serie @ 15-20RM] Crunch [3 serie @ 15-20RM] Elevaciones de pantorrillas de pie[3 serie @ 15-20RM]
jueves	Descanso	
viernes	Full Body	Banco plano con mancuernas [3 serie @ 15-20RM] Press militar mancuernas[3 serie @ 15-20RM] Trazioni lat machine [3 serie @ 15-20RM] Curl de bíceps con mancuernas [3 serie @ 15-20RM] Spinte in basso cavo [3 serie @ 15-20RM] Leg curl [3 serie @ 15-20RM] Leg press [3 serie @ 15-20RM] Crunch [3 serie @ 15-20RM] Elevaciones de pantorrillas de pie[3 serie @ 15-20RM]
sábado	Descanso	
domingo	Descanso	

Fase de hipertrofia 12 semanas

En esta fase buscaremos el máximo desarrollo muscular. Se divide en tres mesociclos de cuatro semanas. Se utilizarán cargas medio-altas que permitan de 6 a 12 repeticiones; los robos entre sets serán de 60 a 90 segundos.

Las repeticiones deben realizarse siempre en pleno control del movimiento. El primer mesociclo está en todo el cuerpo durante tres días. El segundo y tercer mesociclo se basan en una rutina dividida de 5 días. Las cargas se incrementarán después de cada semana excluyendo la última semana de cada mesociclo que se descargará para permitir una recuperación adecuada sin perder tono muscular.

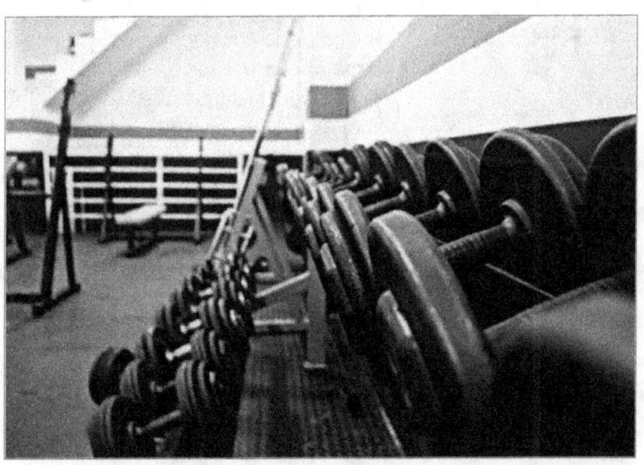

Fase de hipertrofia. Mesociclo 1. Semana 1

DÍA	MÚSCULOS	EJERCICIOS
lunes	Full Body	Banco plano con mancuernas [3 serie @ 10-12RM] Press militar mancuernas[3 serie @ 10-12RM] Remo en polea baja [3 serie @ 10-12RM] Curl de bíceps con mancuernas [3 serie @ 10-12RM] Pull Down [3 serie @ 10-12RM] Leg curl [3 serie @ 10-12RM] Leg extension [3 serie @ 10-12RM] Crunch [3 serie @ 10-12RM] Elevaciones de pantorrillas de pie[3 serie @ 10-12RM]
martes	Descanso	
miércoles	Full Body	Aberturas con mancuernas [3 serie @ 10-12RM] elevaciones laterales con mancuernas [3 serie@10-12RM] Trazioni Lat machine [3 serie @ 10-12RM] Curl de bíceps con mancuernas [3 serie @ 10-12RM] Pull Down [3 serie @ 10-12RM] Leg curl [3 serie @ 10-12RM] Leg extension [3 serie @ 10-12RM] Crunch [3 serie @ 10-12RM] Elevaciones de pantorrillas de pie[3 serie @ 10-12RM]
jueves	Descanso	
viernes	Full Body	Banco plano con mancuernas [3 serie @ 10-12RM] Press militar mancuernas[3 serie @ 10-12RM] Remo en polea baja [3 serie @ 10-12RM] Curl de bíceps con mancuernas [3 serie @ 10-12RM] Pull Down [3 serie @ 10-12RM] Leg curl [3 serie @ 10-12RM] Leg extension [3 serie @ 10-12RM] Crunch [3 serie @ 10-12RM] Elevaciones de pantorrillas de pie[3 serie @ 10-12RM]
sábado	Descanso	Actividad aeróbica
domingo	Descanso	

Fase de hipertrofia. Mesociclo 1. Semana 2

DÍA	MÚSCULOS	EJERCICIOS
lunes	Full Body	Banco plano con mancuernas [3 serie @ 8-10RM] Press militar mancuernas[3 serie @ 1 8-10RM] Remo en polea baja [3 serie @ 8-10RM] Curl de bíceps con mancuernas [3 serie @ 8-10RM] Pull Down [3 serie @ 8-10RM] Leg curl [3 serie @ 8-10RM] Leg extension [3 serie @ 8-10RM] Crunch [3 serie @ 8-10RM] Elevaciones de pantorrillas de pie[3 serie @ 8-10RM]
martes	Descanso	
miércoles	Full Body	Aberturas con mancuernas [3 serie @ 8-10RM] elevaciones laterales con mancuernas [3 serie @ 8-10RM] Trazioni Lat machine [3 serie @ 8-10RM] Curl de bíceps con mancuernas [3 serie @ 8-10RM] Pull Down [3 serie @ 8-10RM] Leg curl [3 serie @ 8-10RM] Leg extension [3 serie @ 8-10RM] Crunch [3 serie @ 8-10RM] Elevaciones de pantorrillas de pie[3 serie @ 8-10RM]
jueves	Descanso	
viernes	Full Body	Banco plano con mancuernas [3 serie @ 8-10RM] Press militar mancuernas[3 serie @ 1 8-10RM] Remo en polea baja [3 serie @ 8-10RM] Curl de bíceps con mancuernas [3 serie @ 8-10RM] Pull Down [3 serie @ 8-10RM] Leg curl [3 serie @ 8-10RM] Leg extension [3 serie @ 8-10RM] Crunch [3 serie @ 8-10RM] Elevaciones de pantorrillas de pie[3 serie @ 8-10RM]
sábado	Descanso	Actividad aeróbica
domingo	Descanso	

Fase de hipertrofia. Mesociclo 1. Semana 3

Las cargas se incrementan e si riducano le ripetizioni, sempre con il massimo controllo del movimento. Recupero tra un set e l'altro di 60''.

DÍA	MÚSCULOS	EJERCICIOS
lunes	Full Body	Banco plano con mancuernas [3 serie @ 6-8RM] Press militar mancuernas[3 serie @ 6-8RM] Remo en polea baja [3 serie @ 6-8RM] Curl de bíceps con mancuernas [3 serie @ 6-8 RM] Pull Down [3 serie @ 6-8RM] Leg curl [3 serie @ 6-8RM] Leg extension [3 serie @ 6-8RM] Crunch [3 serie @ 6-8RM] Elevaciones de pantorrillas de pie[3 serie @ 6-8RM]
martes	Descanso	
miércoles	Full Body	Aberturas con mancuernas [3 serie @ 6-8RM] elevaciones laterales con mancuernas [3 serie @ 6-8RM] Trazioni Lat machine [3 serie @ 6-8RM] Curl de bíceps con mancuernas [3 serie @ 6-8RM] Pull Down [3 serie @ 6-8RM] Leg curl [3 serie @ 6-8RM] Leg extension [3 serie @ 6-8RM] Crunch [3 serie @ 6-8RM] Elevaciones de pantorrillas de pie[3 serie @ 6-8RM]
jueves	Descanso	
viernes	Full Body	Banco plano con mancuernas [3 serie @ 6-8RM] Press militar mancuernas[3 serie @ 6-8RM] Remo en polea baja [3 serie @ 6-8RM] Curl de bíceps con mancuernas [3 serie @ 6-8 RM] Pull Down [3 serie @ 6-8RM] Leg curl [3 serie @ 6-8RM] Leg extension [3 serie @ 6-8RM] Crunch [3 serie @ 6-8RM] Elevaciones de pantorrillas de pie[3 serie @ 6-8RM]
sábado	Descanso	Actividad aeróbica
domingo	Descanso	

Fase de hipertrofia. Mesociclo 1. Semana 4
Semana di scarico prima del nuovo mesociclo, diminuire i carichi e aumentare le ripetizioni, Descanso 45-60''

DÍA	MÚSCULOS	EJERCICIOS
lunes	Full Body	Banco plano con mancuernas [3 serie @ 10-12RM] Press militar mancuernas[3 serie @ 10-12RM] Remo en polea baja [3 serie @ 10-12RM] Curl de bíceps con mancuernas [3 serie @ 10-12RM] Pull Down [3 serie @ 10-12RM] Leg curl [3 serie @ 10-12RM] Leg extension [3 serie @ 10-12RM] Crunch [3 serie @ 10-12RM] Elevaciones de pantorrillas de pie[3 serie @ 10-12RM]
martes	Descanso	
miércoles	Full Body	Aberturas con mancuernas [3 serie @ 10-12RM] elevaciones laterales con mancuernas [3 serie @ 10-12RM] Trazioni Lat machine [3 serie @ 10-12RM] Curl de bíceps con mancuernas [3 serie @ 10-12RM] Pull Down [3 serie @ 10-12RM] Leg curl [3 serie @ 10-12RM] Leg extension [3 serie @ 10-12RM] Crunch [3 serie @ 10-12RM] Elevaciones de pantorrillas de pie[3 serie @ 10-12RM]
jueves	Descanso	
viernes	Full Body	Banco plano con mancuernas [3 serie @ 10-12RM] Press militar mancuernas[3 serie @ 10-12RM] Remo en polea baja [3 serie @ 10-12RM] Curl de bíceps con mancuernas [3 serie @ 10-12RM] Pull Down [3 serie @ 10-12RM] Leg curl [3 serie @ 10-12RM] Leg extension [3 serie @ 10-12RM] Crunch [3 serie @ 10-12RM] Elevaciones de pantorrillas de pie[3 serie @ 10-12RM]
sábado	Descanso	Actividad aeróbica
domingo	Descanso	

Fase de hipertrofia. Mesociclo 2. Semana 5.

DÍA	MÚSCULOS	EJERCICIOS
lunes	Pectorales, espalda, piernas, abdomen	Banco plano con mancuernas [4 serie @ 10-12RM] Aberturas con mancuernas [4 serie @ 10-12RM] Remo en polea baja [4 serie @ 10-12RM] Leg curl [4 serie @ 10-12RM] Crunch [4 serie @ 10-12RM]
martes	Hombros, piernas, abdomen	Press militar [4 serie @ 10-12RM] Elevaciones laterales [4 serie @ 10-12RM] Elevaciones posteriores [4 serie @ 10-12RM] Leg extension [4 serie @ 10-12RM] Leg Press [4 serie @ 10-12RM] Elevaciones de pantorrillas de pie[4 serie @ 10-12RM] Crunch [4 serie @ 10-12RM]
miércoles	Brazos, abdomen	Curl de bíceps con mancuernas [3 serie @ 10-12RM] Pull Down [3 serie @ 10-12RM] Crunch [4 serie @ 10-12RM]
jueves	Pectorales, espalda, piernas, abdomen	Banco plano con mancuernas [4 serie @ 10-12RM] Aberturas con mancuernas [4 serie @ 10-12RM] Trazioni alla Lat Machine [4 serie @ 10-12RM] Leg curl [4 serie @ 10-12RM] Crunch [4 serie @ 10-12RM]
viernes	Hombros, piernas, abdomen	Press militar [4 serie @ 10-12RM] Elevaciones laterales [4 serie @ 10-12RM] Elevaciones posteriores [4 serie @ 10-12RM] Leg extension [4 serie @ 10-12RM] Leg Press [4 serie @ 10-12RM] Elevaciones de pantorrillas de pie[4 serie @ 10-12RM] Crunch [4 serie @ 10-12RM]
sábado	Descanso	Actividad aeróbica
domingo	Descanso	

Fase de hipertrofia. Mesociclo 2. Semana 6.
Las cargas se incrementan, Descanso 60-90''

DÍA	MÚSCULOS	EJERCICIOS
lunes	Pectorales, espalda, piernas, abdomen	Banco plano con mancuernas [4 serie @ 8-10RM] Aberturas con mancuernas [4 serie @ 8-10RM] Remo en polea baja [4 serie @ 8-10RM] Leg curl [4 serie @ 8-10RM] Crunch [4 serie @ 15-20RM]
martes	Hombros, piernas, abdomen	Press militar [4 serie @ 8-10RM] Elevaciones laterales [4 serie @ 8-10RM] Elevaciones posteriores [4 serie @ 8-10RM] Leg extension [4 serie @ 8-10RM] Leg Press [4 serie @ 8-10RM] Elevaciones de pantorrillas de pie[4 serie @ 8-10RM] Crunch [4 serie @ 15-20RM]
miércoles	Brazos, abdomen	Curl de bíceps con mancuernas [4 serie @ 8-10RM] Pull Down [4 serie @ 8-10RM] Crunch [4 serie @ 8-10RM]
jueves	Pectorales, espalda, piernas, abdomen	Banco plano con mancuernas [4 serie @ 8-10RM] Aberturas con mancuernas [4 serie @ 8-10RM] Trazioni alla Lat Machine [4 serie @ 8-10RM] Leg curl [4 serie @ 8-10RM] Crunch [4 serie @ 15-20RM]
viernes	Hombros, piernas, abdomen	Press militar [4 serie @ 8-10RM] Elevaciones laterales [4 serie @ 8-10RM] Elevaciones posteriores [4 serie @ 8-10RM] Leg extension [4 serie @ 8-10RM] Leg Press [4 serie @ 8-10RM] Elevaciones de pantorrillas de pie[4 serie @ 8-10RM] Crunch [4 serie @ 15-20RM]
sábado	Descanso	Actividad aeróbica
domingo	Descanso	

Fase de hipertrofia. Mesociclo 2. Semana 7.
El número de series se incrementa con una carga media-alta,
Descanso di 60-90'' entre series

DÍA	MÚSCULOS	EJERCICIOS
lunes	Pectorales, espalda, piernas, abdomen	Banco plano con mancuernas [5 serie @ 8-10 RM] Aberturas con mancuernas [5 serie @ 8-10 RM] Remo en polea baja [5 serie @ 8-10 RM] Leg curl [5 serie @ 8-10 RM] Crunch [4 serie @ 15-20 RM]
martes	Hombros, piernas, abdomen	Press militar [5 serie @ 8-10 RM] Elevaciones laterales [5 serie @ 8-10 RM] Elevaciones posteriores [5 serie @ 8-10 RM] Leg extension [5 serie @ 8-10 RM] Leg Press [4 serie @ 8-10RM] Elevaciones de pantorrillas de pie[5 serie @ 8-10 RM] Crunch [4 serie @ 15-20RM]
miércoles	Brazos, abdomen	Curl de bíceps con mancuernas [5 serie @ 8-10RM] Pull Down [5 serie @ 8-10RM] Crunch [4 serie @ 15-20RM]
jueves	Pectorales, espalda, piernas, abdomen	Banco plano con mancuernas [5 serie @ 8-10 RM] Aberturas con mancuernas [5 serie @ 8-10 RM] Trazioni alla Lat Machine [5 serie @ 8-10 RM] Leg curl [5 serie @ 8-10 RM] Crunch [4 serie @ 15-20 RM]
viernes	Hombros, piernas, abdomen	Press militar [5 serie @ 8-10 RM] Elevaciones laterales [5 serie @ 8-10 RM] Elevaciones posteriores [5 serie @ 8-10 RM] Leg extension [5 serie @ 8-10 RM] Leg Press [4 serie @ 8-10RM] Elevaciones de pantorrillas de pie[5 serie @ 8-10 RM] Crunch [4 serie @ 15-20RM]
sábado	Descanso	Actividad aeróbica
domingo	Descanso	

Fase de hipertrofia. Mesociclo 2. Semana 8.
Semana descargar, bajar las cargas, aumentar las repeticiones,
llevar la recuperación entre una serie y otra a 45-60''

DÍA	MÚSCULOS	EJERCICIOS
lunes	Pectorales, espalda, piernas, abdomen	Banco plano con mancuernas [4 serie @ 15-20RM] Aberturas con mancuernas [4 serie @ 15-20RM] Remo en polea baja [4 serie @ 15-20RM] Leg curl [4 serie @ 15-20RM] Crunch [4 serie @ 15-20RM]
martes	Hombros, piernas, abdomen	Press militar [4 serie @ 15-20RM] Elevaciones laterales [4 serie @ 15-20RM] Elevaciones posteriores [4 serie @ 15-20RM] Leg extension [4 serie @ 15-20RM] Leg Press [4 serie @ 15-20RM] Elevaciones de pantorrillas de pie[4 serie @ 15-20RM] Crunch [4 serie @ 15-20RM]
miércoles	Brazos, abdomen	Curl de bíceps con mancuernas [3 serie @ 15-20RM] Pull Down [3 serie @ 15-20RM] Crunch [4 serie @ 15-20RM]
jueves	Pectorales, espalda, piernas, abdomen	Banco plano con mancuernas [4 serie @ 15-20RM] Aberturas con mancuernas [4 serie @ 15-20RM] Trazioni alla Lat Machine [4 serie @ 15-20RM] Leg curl [4 serie @ 15-20RM] Crunch [4 serie @ 15-20RM]
viernes	Hombros, piernas, abdomen	Press militar [4 serie @ 15-20RM] Elevaciones laterales [4 serie @ 15-20RM] Elevaciones posteriores [4 serie @ 15-20RM] Leg extension [4 serie @ 15-20RM] Leg Press [4 serie @ 15-20RM] Elevaciones de pantorrillas de pie[4 serie @ 15-20RM] Crunch [4 serie @ 15-20RM]
sábado	Descanso	Actividad aeróbica
domingo	Descanso	

Fase de hipertrofia. Mesociclo 3. Semana 9.
Las técnicas de superconjunto y triset se utilizan para golpear el mismo distrito muscular, carga media-alta. Descanso di 60-90'' entre series

DÍA	MÚSCULOS	EJERCICIOS
lunes	Pectorales, espalda, piernas, abdomen	Banco plano con mancuernas [4 serie @ 8-10 RM] superset con Aberturas con mancuernas [4 serie @ 8-10 RM] Remo en polea baja [4 serie @ 8-10 RM] Leg curl [4 serie @ 8-10 RM] Crunch [4 serie @ 15-20 RM]
martes	Hombros, piernas, abdomen	Press militar [4 serie @ 8-10 RM] triset con Elevaciones laterales [4 serie @ 8-10 RM] e Elevaciones posteriores [4 serie @ 8-10 RM] Leg extension [4 serie @ 8-10 RM] superset con Leg Press [4 serie @ 8-10RM] Elevaciones de pantorrillas de pie[4 serie @ 8-10 RM] Crunch [4 serie @ 15-20RM]
miércoles	Brazos, abdomen	Curl de bíceps con mancuernas [4 serie @ 8-10RM] Pull Down [4 serie @ 8-10RM] Crunch [4 serie @ 15-20RM]
jueves	Pectorales, espalda, piernas, abdomen	Banco plano con mancuernas [4 serie @ 8-10 RM] superset con Aberturas con mancuernas [4 serie @ 8-10 RM] Trazioni alla Lat Machine [4 serie @ 8-10 RM] Leg curl [4 serie @ 8-10 RM] Crunch [4 serie @ 15-20 RM]
viernes	Hombros, piernas, abdomen	Press militar [4 serie @ 8-10 RM] triset con Elevaciones laterales [4 serie @ 8-10 RM] e Elevaciones posteriores [4 serie @ 8-10 RM] Leg extension [4 serie @ 8-10 RM] superset con Leg Press [4 serie @ 8-10RM] Elevaciones de pantorrillas de pie[4 serie @ 8-10 RM] Crunch [4 serie @ 15-20RM]
sábado	Descanso	Actividad aeróbica
domingo	Descanso	

Fase de hipertrofia. Mesociclo 3. Semana 10.
El número de series se incrementa con una carga media-alta,
Descanso di 60-90''entre series. Se introducen las técnicas de
superconjunto y triset.

DÍA	MÚSCULOS	EJERCICIOS
lunes	Pectorales, espalda, piernas, abdomen	Banco plano con mancuernas [5 serie @ 8-10 RM] superset con Aberturas con mancuernas [5 serie @ 8-10 RM] Remo en polea baja [5 serie @ 8-10 RM] Leg curl [5 serie @ 8-10 RM] Crunch [4 serie @ 15-20 RM]
martes	Hombros, piernas, abdomen	Press militar [5 serie @ 8-10 RM] triset con Elevaciones laterales [5 serie @ 8-10 RM] e Elevaciones posteriores [5 serie @ 8-10 RM] Leg extension [5 serie @ 8-10 RM] superset Leg Press [4 serie @ 8-10RM] Elevaciones de pantorrillas de pie[5 serie @ 8-10 RM] Crunch [4 serie @ 15-20RM]
miércoles	Brazos, abdomen	Curl de bíceps con mancuernas [5 serie @ 8-10RM] Pull Down [5 serie @ 8-10RM] Crunch [4 serie @ 15-20RM]
jueves	Pectorales, espalda, piernas, abdomen	Banco plano con mancuernas [5 serie @ 8-10 RM] superset con Aberturas con mancuernas [5 serie @ 8-10 RM] Trazioni alla Lat Machine[5 serie @ 8-10 RM] Leg curl [5 serie @ 8-10 RM] Crunch [4 serie @ 15-20 RM]
viernes	Hombros, piernas, abdomen	Press militar [5 serie @ 8-10 RM] triset con Elevaciones laterales [5 serie @ 8-10 RM] e Elevaciones posteriores [5 serie @ 8-10 RM] Leg extension [5 serie @ 8-10 RM] superset con Leg Press [4 serie @ 8-10RM] Elevaciones de pantorrillas de pie[5 serie @ 8-10 RM] Crunch [4 serie @ 15-20RM]
sábado	Descanso	Actividad aeróbica
domingo	Descanso	

Fase de hipertrofia. Mesociclo 3. Semana 11.

Las cargas se incrementan que se vuelven altos para romper la homeostasis en el volumen de trabajo. Se introducen las técnicas de superconjunto y triset. Descanso di 90-120''entre series

DÍA	MÚSCULOS	EJERCICIOS
lunes	Pectorales, espalda, piernas, abdomen	Banco plano con mancuernas [4 serie @ 6-8 RM] superset con Aberturas con mancuernas [4 serie @ 6-8 RM] Remo en polea baja [4 serie @ 6-8 RM] Leg curl [4 serie @ 6-8 RM] Crunch [4 serie @ 15-20 RM]
martes	Hombros, piernas, abdomen	Press militar [4 serie @ 6-8 RM] triset con Elevaciones laterales [4 serie @ 6-8 RM] e Elevaciones posteriores [4 serie @ 6-8 RM] Leg extension [4 serie @ 6-8 RM] superset con Leg Press [4 serie @ 6-8 RM] Elevaciones de pantorrillas de pie[4 serie @ 6-8 RM] Crunch [4 serie @ 15-20RM]
miércoles	Brazos, abdomen	Curl de bíceps con mancuernas [4 serie @ 6-8 RM] Pull Down [4 serie @ 6-8 RM] Crunch [4 serie @ 15-20RM]
jueves	Pectorales, espalda, piernas, abdomen	Banco plano con mancuernas [4 serie @ 6-8 RM] superset con Aberturas con mancuernas [4 serie @ 6-8 RM] Trazioni alla Lat Machine [4 serie @ 6-8 RM] Leg curl [4 serie @ 6-8 RM] Crunch [4 serie @ 15-20 RM]
viernes	Hombros, piernas, abdomen	Press militar [4 serie @ 6-8 RM] triset con Elevaciones laterales [4 serie @ 6-8 RM] e Elevaciones posteriores [4 serie @ 6-8 RM] Leg extension [4 serie @ 6-8 RM] superset con Leg Press [4 serie @ 6-8 RM] Elevaciones de pantorrillas de pie[4 serie @ 6-8 RM] Crunch [4 serie @ 15-20RM]
sábado	Descanso	Actividad aeróbica
domingo	Descanso	

Fase de hipertrofia. Mesociclo 3. Semana 12.
Semana di scarico. Descansa entre series di 60-90''

DÍA	MÚSCULOS	EJERCICIOS
lunes	Pectorales, espalda, piernas, abdomen	Banco plano con mancuernas [4 serie @ 15-20RM] Aberturas con mancuernas [4 serie @ 15-20RM] Remo en polea baja [4 serie @ 15-20RM] Leg curl [4 serie @ 15-20RM] Crunch [4 serie @ 15-20RM]
martes	Hombros, piernas, abdomen	Press militar [4 serie @ 15-20RM] Elevaciones laterales [4 serie @ 15-20RM] Elevaciones posteriores [4 serie @ 15-20RM] Leg extension [4 serie @ 15-20RM] Leg Press [4 serie @ 15-20RM] Elevaciones de pantorrillas de pie[4 serie @ 15-20RM] Crunch [4 serie @ 15-20RM]
miércoles	Brazos, abdomen	Curl de bíceps con mancuernas [3 serie @ 15-20RM] Pull Down [3 serie @ 15-20RM] Crunch [4 serie @ 15-20RM]
jueves	Pectorales, espalda, piernas, abdomen	Banco plano con mancuernas [4 serie @ 15-20RM] Aberturas con mancuernas [4 serie @ 15-20RM] Trazioni alla Lat Machine [4 serie @ 15-20RM] Leg curl [4 serie @ 15-20RM] Crunch [4 serie @ 15-20RM]
viernes	Hombros, piernas, abdomen	Press militar [4 serie @ 15-20RM] Elevaciones laterales [4 serie @ 15-20RM] Elevaciones posteriores [4 serie @ 15-20RM] Leg extension [4 serie @ 15-20RM] Leg Press [4 serie @ 15-20RM] Elevaciones de pantorrillas de pie[4 serie @ 15-20RM] Crunch [4 serie @ 15-20RM]
sábado	Descanso	Actividad aeróbica
domingo	Descanso	

Las cargas se incrementan que se vuelven altos para romper la
homeostasis en el volumen de trabajo. Se introducen las técnicas de
superconjunto y triset. Descanso di 90-120''entre series

DÍA	MÚSCULOS	EJERCICIOS
lunes	Pectorales, espalda, piernas, abdomen	Banco plano con mancuernas [4 serie @ 6-8 RM] superset con Aberturas con mancuernas [4 serie @ 6-8 RM] Remo en polea baja [4 serie @ 6-8 RM] Leg curl [4 serie @ 6-8 RM] Crunch [4 serie @ 15-20 RM]
martes	Hombros, piernas, abdomen	Press militar [4 serie @ 6-8 RM] triset con Elevaciones laterales [4 serie @ 6-8 RM] e Elevaciones posteriores [4 serie @ 6-8 RM] Leg extension [4 serie @ 6-8 RM] superset con Leg Press [4 serie @ 6-8 RM] Elevaciones de pantorrillas de pie[4 serie @ 6-8 RM] Crunch [4 serie @ 15-20RM]
miércoles	Brazos, abdomen	Curl de bíceps con mancuernas [4 serie @ 6-8 RM] Pull Down [4 serie @ 6-8 RM] Crunch [4 serie @ 15-20RM]
jueves	Pectorales, espalda, piernas, abdomen	Banco plano con mancuernas [4 serie @ 6-8 RM] superset con Aberturas con mancuernas [4 serie @ 6-8 RM] Trazioni alla Lat Machine [4 serie @ 6-8 RM] Leg curl [4 serie @ 6-8 RM] Crunch [4 serie @ 15-20 RM]
viernes	Hombros, piernas, abdomen	Press militar [4 serie @ 6-8 RM] triset con Elevaciones laterales [4 serie @ 6-8 RM] e Elevaciones posteriores [4 serie @ 6-8 RM] Leg extension [4 serie @ 6-8 RM] superset con Leg Press [4 serie @ 6-8 RM] Elevaciones de pantorrillas de pie[4 serie @ 6-8 RM] Crunch [4 serie @ 15-20RM]
sábado	Descanso	Actividad aeróbica
domingo	Descanso	

Fase de hipertrofia. Mesociclo 3. Semana 12.
Semana di scarico. Descansa entre series di 60-90''

DÍA	MÚSCULOS	EJERCICIOS
lunes	Pectorales, espalda, piernas, abdomen	Banco plano con mancuernas [4 serie @ 15-20RM] Aberturas con mancuernas [4 serie @ 15-20RM] Remo en polea baja [4 serie @ 15-20RM] Leg curl [4 serie @ 15-20RM] Crunch [4 serie @ 15-20RM]
martes	Hombros, piernas, abdomen	Press militar [4 serie @ 15-20RM] Elevaciones laterales [4 serie @ 15-20RM] Elevaciones posteriores [4 serie @ 15-20RM] Leg extension [4 serie @ 15-20RM] Leg Press [4 serie @ 15-20RM] Elevaciones de pantorrillas de pie[4 serie @ 15-20RM] Crunch [4 serie @ 15-20RM]
miércoles	Brazos, abdomen	Curl de bíceps con mancuernas [3 serie @ 15-20RM] Pull Down [3 serie @ 15-20RM] Crunch [4 serie @ 15-20RM]
jueves	Pectorales, espalda, piernas, abdomen	Banco plano con mancuernas [4 serie @ 15-20RM] Aberturas con mancuernas [4 serie @ 15-20RM] Trazioni alla Lat Machine [4 serie @ 15-20RM] Leg curl [4 serie @ 15-20RM] Crunch [4 serie @ 15-20RM]
viernes	Hombros, piernas, abdomen	Press militar [4 serie @ 15-20RM] Elevaciones laterales [4 serie @ 15-20RM] Elevaciones posteriores [4 serie @ 15-20RM] Leg extension [4 serie @ 15-20RM] Leg Press [4 serie @ 15-20RM] Elevaciones de pantorrillas de pie[4 serie @ 15-20RM] Crunch [4 serie @ 15-20RM]
sábado	Descanso	Actividad aeróbica
domingo	Descanso	

Pasadas las 12 semanas del protocolo de hipertrofia y habiendo verificado nuestro estado de forma respecto a los objetivos deseados, podemos continuar con el protocolo de adaptación metabólica por un mesociclo de cuatro semanas. Estas cuatro semanas pueden conducir a un aumento en la definición muscular si se realizan a otros ritmos y con un déficit de calorías. O podemos decidir dejar de entrenar durante 2-3 semanas y luego reiniciar con una fase de fuerza o hipertrofia. Este período de parada podría coincidir con las vacaciones de verano en las que alcances el máximo desarrollo muscular y tu condición.

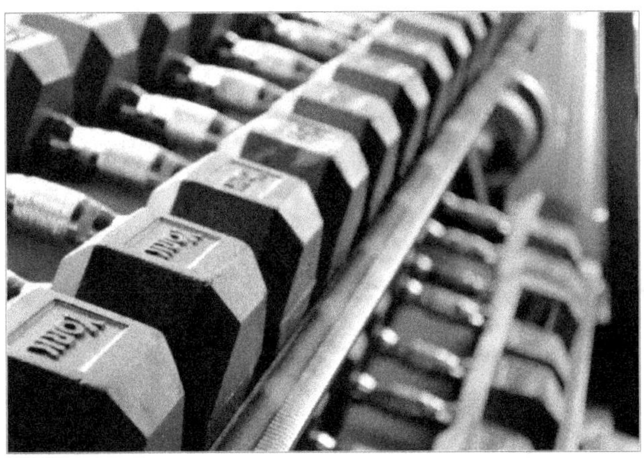

Fase de fuerza # 2

Si tiene el objetivo de aumentar la fuerza, puede continuar con una segunda fase de fuerza. En este nuevo periodo se pueden cambiar algunos ejercicios, lo importante es ir aumentando las cargas de forma progresiva, siguiendo la progresión propuesta, semana tras semana. En esta fase es recomendable trabajar más los músculos que se consideran menos fuertes de lo que te gustaría.

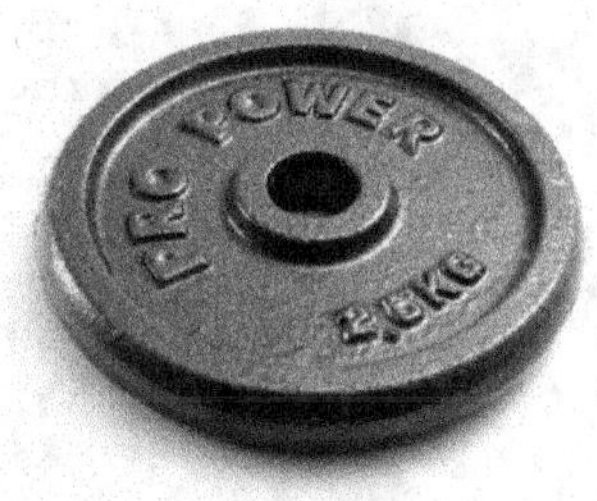

Fase de fuerza # 2. Sección 1. Semana 1
Nivel de esfuerzo percibido 8, aumentar las cargas con cada set.

DÍA	MÚSCULOS	EJERCICIOS
lunes	Full Body	Press plano [3 sets @ 5-6 RM] Press militar [3 sets @ 15-6 RM] Polea baja [3 sets @ 5-6 RM] Curl de bíceps con mancuernas [3 sets @ 5-6 RM] Push Down [3 sets @ 5-6 RM] Leg curl [3 sets @ 5-6 RM] Squat [3 sets @ 5-6 RM] Crunch [3 sets @ 15-20RM]
martes	Descanso	
miércoles	Full Body	Press plano [3 sets @ 5-6 RM] Press militar [3 sets @ 15-6 RM] Polea baja [3 sets @ 5-6 RM] Curl de bíceps con mancuernas [3 sets @ 5-6 RM] Push Down [3 sets @ 5-6 RM] Leg curl [3 sets @ 5-6 RM] Squat [3 sets @ 5-6 RM] Crunch [3 sets @ 15-20RM]
jueves	Descanso	
viernes	Full Body	Press plano [3 sets @ 5-6 RM] Press militar [3 sets @ 15-6 RM] Polea baja [3 sets @ 5-6 RM] Curl de bíceps con mancuernas [3 sets @ 5-6 RM] Push Down [3 sets @ 5-6 RM] Leg curl [3 sets @ 5-6 RM] Squat [3 sets @ 5-6 RM] Crunch [3 sets @ 15-20RM]
sábado	Descanso	Actividad aeróbica
domingo	Descanso	

Fase de fuerza # 2. Sección 1. Semana 2
Nivel de esfuerzo percibido 8, aumentar las cargas con cada set.

DÍA	MÚSCULOS	EJERCICIOS
lunes	Full Body	Press plano [3 sets @ 3-5 RM] Press militar [3 sets @ 3-5 RM] Polea baja [3 sets @ 3-5 RM] Curl de bíceps con mancuernas [3 sets @ 3-5 RM] Push Down [3 sets @ 3-5 RM] Leg curl [3 sets @ 3-5 RM] Squat [3 sets @ 3-5 RM] Crunch [3 sets @ 15-20RM]
martes	Descanso	
miércoles	Full Body	Press plano [3 sets @ 3-5 RM] Press militar [3 sets @ 3-5 RM] Polea baja [3 sets @ 3-5 RM] Curl de bíceps con mancuernas [3 sets @ 3-5 RM] Push Down [3 sets @ 3-5 RM] Leg curl [3 sets @ 3-5 RM] Squat [3 sets @ 3-5 RM] Crunch [3 sets @ 15-20RM]
jueves	Descanso	
viernes	Full Body	Press plano [3 sets @ 3-5 RM] Press militar [3 sets @ 3-5 RM] Polea baja [3 sets @ 3-5 RM] Curl de bíceps con mancuernas [3 sets @ 3-5 RM] Push Down [3 sets @ 3-5 RM] Leg curl [3 sets @ 3-5 RM] Squat [3 sets @ 3-5 RM] Crunch [3 sets @ 15-20RM]
sábado	Descanso	Actividad aeróbica
domingo	Descanso	

Fase de fuerza # 2. Sección 1. Semana 3
Nivel de esfuerzo percibido 8, aumentar las cargas con cada set.

DÍA	MÚSCULOS	EJERCICIOS
lunes	Full Body	Press plano [3 sets @ 1-3 RM] Press militar [3 sets @ 1-3 RM] Polea baja [3 sets @ 1-3 RM] Curl de bíceps con mancuernas [3 sets @ 1-3 RM] Push Down [3 sets @ 1-3 RM] Leg curl [3 sets @ 1-3 RM] Squat [3 sets @ 1-3 RM] Crunch [3 sets @ 15-20RM]
martes	Descanso	
miércoles	Full Body	Press plano [3 sets @ 1-3 RM] Press militar [3 sets @ 1-3 RM] Polea baja [3 sets @ 1-3 RM] Curl de bíceps con mancuernas [3 sets @ 1-3 RM] Push Down [3 sets @ 1-3 RM] Leg curl [3 sets @ 1-3 RM] Squat [3 sets @ 1-3 RM] Crunch [3 sets @ 15-20RM]
jueves	Descanso	
viernes	Full Body	Press plano [3 sets @ 1-3 RM] Press militar [3 sets @ 1-3 RM] Polea baja [3 sets @ 1-3 RM] Curl de bíceps con mancuernas [3 sets @ 1-3 RM] Push Down [3 sets @ 1-3 RM] Leg curl [3 sets @ 1-3 RM] Squat [3 sets @ 1-3 RM] Crunch [3 sets @ 15-20RM]
sábado	Descanso	Actividad aeróbica
domingo	Descanso	

Fase de fuerza # 2. Sección 1. Semana 4
Nivel de esfuerzo percibido 7.

DÍA	MÚSCULOS	EJERCICIOS
lunes	Full Body	Press plano [3 sets @ 10-12 RM] Press militar [3 sets @ 10-12 RM] Polea baja [3 sets @ 10-12 RM] Curl de bíceps con mancuernas [3 sets @ 10-12 RM] Push Down [3 sets @ 10-12 RM] Leg curl [3 sets @ 10-12 RM] Squat [3 sets @ 10-12 RM] Crunch [3 sets @ 15-20RM]
martes	Descanso	
miércoles	Full Body	Press plano [3 sets @ 10-12 RM] Press militar [3 sets @ 10-12 RM] Polea baja [3 sets @ 10-12 RM] Curl de bíceps con mancuernas [3 sets @ 10-12 RM] Push Down [3 sets @ 10-12 RM] Leg curl [3 sets @ 10-12 RM] Squat [3 sets @ 10-12 RM] Crunch [3 sets @ 15-20RM]
jueves	Descanso	
viernes	Full Body	Press plano [3 sets @ 10-12 RM] Press militar [3 sets @ 10-12 RM] Polea baja [3 sets @ 10-12 RM] Curl de bíceps con mancuernas [3 sets @ 10-12 RM] Push Down [3 sets @ 10-12 RM] Leg curl [3 sets @ 10-12 RM] Squat [3 sets @ 10-12 RM] Crunch [3 sets @ 15-20RM]
sábado	Descanso	Actividad aeróbica
domingo	Descanso	

Fase de fuerza # 2. Sección 2. Semana 5
Nivel de esfuerzo percibido 8, aumentar las cargas con cada set.

DÍA	MÚSCULOS	EJERCICIOS
lunes	Upper Body	Press plano [3 sets @ 6-8 RM] Press militar [3 sets @ 6-8 RM] Aberturas con mancuernas [3 sets @ 6-8 RM] Lat machine [3 sets @ 6-8 RM] Curl de bíceps con mancuernas [3 sets @ 6-8 RM] Push Down [3 sets @ 6-8 RM]
martes	Lower Body	Leg curl [3 sets @ 6-8 RM] Squat [3 sets @ 6-8 RM] Calf raise [3 sets @ 6-8 RM] Crunch [3 sets @ 15-20RM]
miércoles	Descanso	
jueves	Upper Body	Press plano [3 sets @ 6-8 RM] Press militar [3 sets @ 6-8 RM] Elevaciones laterales [3 sets @ 6-8 RM] Lat machine [3 sets @ 6-8 RM] Curl de bíceps con mancuernas [3 sets @ 6-8 RM] Push Down [3 sets @ 6-8 RM]
viernes	Lower Body	Leg curl [3 sets @ 6-8 RM] Squat [3 sets @ 6-8 RM] Calf raise [3 sets @ 6-8 RM] Crunch [3 sets @ 15-20RM]
sábado	Descanso	Actividad aeróbica
domingo	Descanso	

Fase de fuerza # 2. Sección 2. Semana 6
Nivel de esfuerzo percibido 8, aumentar las cargas con cada set.

DÍA	MÚSCULOS	EJERCICIOS
lunes	Upper Body	Press plano [3 sets @ 3-5 RM] Press militar [3 sets @ 3-5 RM] Aberturas con mancuernas [3 sets @ 3-5 RM] Lat machine [3 sets @ 3-5 RM] Curl de bíceps con mancuernas [3 sets @ 3-5 RM] Push Down [3 sets @ 3-5 RM]
martes	Lower Body	Leg curl [3 sets @ 3-5 RM] Squat [3 sets @ 3-5 RM] Calf raise [3 sets @ 3-5 RM] Crunch [3 sets @ 15-20RM]
miércoles	Descanso	
jueves	Upper Body	Press plano [3 sets @ 3-5 RM] Press militar [3 sets @ 3-5 RM] Elevaciones laterales [3 sets @3-5 RM] Lat machine [3 sets @ 3-5 RM] Curl de bíceps con mancuernas [3 sets @ 3-5 RM] Push Down [3 sets @ 3-5 RM]
viernes	Lower Body	Leg curl [3 sets @ 3-5 RM] Squat [3 sets @ 3-5 RM] Calf raise [3 sets @ 3-5 RM] Crunch [3 sets @ 15-20RM]
sábado	Descanso	Actividad aeróbica
domingo	Descanso	

Fase de fuerza # 2. Sección 2. Semana 7
Nivel de esfuerzo percibido 9, aumentar las cargas con cada set.

DÍA	MÚSCULOS	EJERCICIOS
lunes	Upper Body	Press plano [3 sets @ 2-3 RM] Press militar [3 sets @ 2-3 RM] Aberturas con mancuernas [3 sets @ 2-3 RM] Lat machine [3 sets @ 2-3 RM] Curl de bíceps con mancuernas [3 sets @ 2-3 RM] Push Down [3 sets @ 2-3 RM]
martes	Lower Body	Leg curl [3 sets @ 2-3 RM] Squat [3 sets @ 2-3 RM] Calf raise [3 sets @ 2-3 RM] Crunch [3 sets @ 15-20RM]
miércoles	Descanso	
jueves	Upper Body	Press plano [3 sets @ 2-3 RM] Press militar [3 sets @ 2-3 RM] Elevaciones laterales [3 sets @2-3 RM] Lat machine [3 sets @ 2-3 RM] Curl de bíceps con mancuernas [3 sets @ 2-3 RM] Push Down [3 sets @ 2-3 RM]
viernes	Lower Body	Leg curl [3 sets @ 2-3 RM] Squat [3 sets @ 2-3 RM] Calf raise [3 sets @ 2-3 RM] Crunch [3 sets @ 15-20RM]
sábado	Descanso	Actividad aeróbica
domingo	Descanso	

Fase de fuerza # 2. Sección 2. Semana 8
Nivel de esfuerzo percibido 7, aumentar las cargas con cada set.

DÍA	MÚSCULOS	EJERCICIOS
lunes	Upper Body	Press plano [3 sets @ 10-12 RM] Press militar [3 sets @ 10-12 RM] Aberturas con mancuernas [3 sets @ 10-12RM] Lat machine [3 sets @ 10-12 RM] Curl de bíceps con mancuernas [3 sets @ 10-12 RM] Push Down [3 sets @ 10-12 RM]
martes	Lower Body	Leg curl [3 sets @ 10-12 RM] Squat [3 sets @ 10-12 RM] Calf raise [3 sets @ 10-12 RM] Crunch [3 sets @ 15-20RM]
miércoles	Descanso	
jueves	Upper Body	Press plano [3 sets @ 10-12 RM] Press militar [3 sets @ 10-12 RM] Aberturas con mancuernas [3 sets @ 10-12 RM] Lat machine [3 sets @ 10-12 RM] Curl de bíceps con mancuernas [3 sets @ 10-12 RM] Push Down [3 sets @ 10-12 RM]
viernes	Lower Body	Leg curl [3 sets @ 10-12 RM] Squat [3 sets @ 10-12 RM] Calf raise [3 sets @ 10-12 RM] Crunch [3 sets @ 15-20RM]
sábado	Descanso	Actividad aeróbica
domingo	Descanso	

Fase de hipertrofia # 2

Si tiene un objetivo anual de aumento de masa muscular, puede continuar con una nueva fase de hipertrofia. En esta nueva fase es posible modificar algunos ejercicios realizados, siempre siguiendo la progresión propuesta. También debes evaluar tu condición física: si crees, por ejemplo, que los músculos de las piernas no están como te gustaría es bueno aumentar los ejercicios para las piernas, o quieres aumentar más los músculos de los brazos, haz más ejercicios para ese grupo muscular. En este punto del programa, debería ser más fuerte que en la primera fase, así que use más peso en cada ejercicio.

Para obtener actualizaciones y material gratuito, visite el sitio web www.fitnessedintorni.it

Fase de hipertrofia #2. Mesociclo 1. Semana 1.

DÍA	MÚSCULOS	EJERCICIOS
lunes	Full Body	Banco plano con mancuernas[3 sets @ 10-12RM] Press militar mancuernas[3 sets @ 10-12RM] Polea baja [3 sets @ 10-12RM] Curl de bíceps con mancuernas [3 sets @ 10-12RM] Push Down [3 sets @ 10-12RM] Leg curl [3 sets @ 10-12RM] Leg extension [3 sets @ 10-12RM] Crunch [3 sets @ 10-12RM] Calf raise [3 sets @ 10-12RM]
martes	Descanso	
miércoles	Full Body	Aberturas con mancuernas [3 sets @ 10-12RM] Elevaciones laterales [3 sets @ 10-12RM] Lat machine [3 sets @ 10-12RM] Curl de bíceps con mancuernas [3 sets @ 10-12RM] Push Down [3 sets @ 10-12RM] Leg curl [3 sets @ 10-12RM] Leg extension [3 sets @ 10-12RM] Crunch [3 sets @ 10-12RM] Calf raise [3 sets @ 10-12RM]
jueves	Descanso	
viernes	Full Body	Banco plano con mancuernas[3 sets @ 10-12RM] Press militar mancuernas[3 sets @ 10-12RM] Polea baja [3 sets @ 10-12RM] Curl de bíceps con mancuernas [3 sets @ 10-12RM] Push Down [3 sets @ 10-12RM] Leg curl [3 sets @ 10-12RM] Leg extension [3 sets @ 10-12RM] Crunch [3 sets @ 10-12RM] Calf raise [3 sets @ 10-12RM]
sábado	Descanso	Actividad aeróbica
domingo	Descanso	

Fase de hipertrofia #2. Mesociclo 1. Semana 2.

DÍA	MÚSCULOS	EJERCICIOS
lunes	Full Body	Banco plano con mancuernas[3 sets @ 8-10RM] Press militar mancuernas[3 sets @ 1 8-10RM] Polea baja [3 sets @ 8-10RM] Curl de bíceps con mancuernas [3 sets @ 8-10RM] Push Down [3 sets @ 8-10RM] Leg curl [3 sets @ 8-10RM] Leg extension [3 sets @ 8-10RM] Crunch [3 sets @ 8-10RM] Calf raise [3 sets @ 8-10RM]
martes	Descanso	
miércoles	Full Body	Aberturas con mancuernas [3 sets @ 8-10RM] Elevaciones laterales [3 sets @ 8-10RM] Lat machine [3 sets @ 8-10RM] Curl de bíceps con mancuernas [3 sets @ 8-10RM] Push Down [3 sets @ 8-10RM] Leg curl [3 sets @ 8-10RM] Leg extension [3 sets @ 8-10RM] Crunch [3 sets @ 8-10RM] Calf raise [3 sets @ 8-10RM]
jueves	Descanso	
viernes	Full Body	Banco plano con mancuernas[3 sets @ 8-10RM] Press militar mancuernas[3 sets @ 1 8-10RM] Polea baja [3 sets @ 8-10RM] Curl de bíceps con mancuernas [3 sets @ 8-10RM] Push Down [3 sets @ 8-10RM] Leg curl [3 sets @ 8-10RM] Leg extension [3 sets @ 8-10RM] Crunch [3 sets @ 8-10RM] Calf raise [3 sets @ 8-10RM]
sábado	Descanso	
domingo	Descanso	

Fase de hipertrofia #2. Mesociclo 1. Semana 3.

Incrementa las cargas y reduce las repeticiones manteniendo siempre el máximo control de la ejecución. 60 segundos de recuperación entre un set y otro

DÍA	MÚSCULOS	EJERCICIOS
lunes	Full Body	Banco plano con mancuernas[3 sets @ 6-8RM] Press militar mancuernas[3 sets @ 6-8RM] Polea baja [3 sets @ 6-8RM] Curl de bíceps con mancuernas [3 sets @ 6-8 RM] Push Down [3 sets @ 6-8RM] Leg curl [3 sets @ 6-8RM] Leg extension [3 sets @ 6-8RM] Crunch [3 sets @ 6-8RM] Calf raise [3 sets @ 6-8RM]
martes	Descanso	
miércoles	Full Body	Aberturas con mancuernas [3 sets @ 6-8RM] Elevaciones laterales [3 sets @ 6-8RM] Lat machine [3 sets @ 6-8RM] Curl de bíceps con mancuernas [3 sets @ 6-8RM] Push Down [3 sets @ 6-8RM] Leg curl [3 sets @ 6-8RM] Leg extension [3 sets @ 6-8RM] Crunch [3 sets @ 6-8RM] Calf raise [3 sets @ 6-8RM]
jueves	Descanso	
viernes	Full Body	Banco plano con mancuernas[3 sets @ 6-8RM] Press militar mancuernas[3 sets @ 6-8RM] Polea baja [3 sets @ 6-8RM] Curl de bíceps con mancuernas [3 sets @ 6-8 RM] Push Down [3 sets @ 6-8RM] Leg curl [3 sets @ 6-8RM] Leg extension [3 sets @ 6-8RM] Crunch [3 sets @ 6-8RM] Calf raise [3 sets @ 6-8RM]
sábado	Descanso	Actividad aeróbica
domingo	Descanso	

Fase de hipertrofia #2. Mesociclo 1. Semana 4.

Disminuir cargas y aumentar repeticiones, recuperación 45-60 segundos.

DÍA	MÚSCULOS	EJERCICIOS
lunes	Full Body	Banco plano con mancuernas[3 sets @ 10-12RM] Press militar mancuernas[3 sets @ 10-12RM] Polea baja [3 sets @ 10-12RM] Curl de bíceps con mancuernas [3 sets @ 10-12RM] Push Down [3 sets @ 10-12RM] Leg curl [3 sets @ 10-12RM] Leg extension [3 sets @ 10-12RM] Crunch [3 sets @ 10-12RM] Calf raise [3 sets @ 10-12RM]
martes	Descanso	
miércoles	Full Body	Aberturas con mancuernas [3 sets @ 10-12RM] Elevaciones laterales [3 sets @ 10-12RM] Lat machine [3 sets @ 10-12RM] Curl de bíceps con mancuernas [3 sets @ 10-12RM] Push Down [3 sets @ 10-12RM] Leg curl [3 sets @ 10-12RM] Leg extension [3 sets @ 10-12RM] Crunch [3 sets @ 10-12RM] Calf raise [3 sets @ 10-12RM]
jueves	Descanso	
viernes	Full Body	Banco plano con mancuernas[3 sets @ 10-12RM] Press militar mancuernas[3 sets @ 10-12RM] Polea baja [3 sets @ 10-12RM] Curl de bíceps con mancuernas [3 sets @ 10-12RM] Push Down [3 sets @ 10-12RM] Leg curl [3 sets @ 10-12RM] Leg extension [3 sets @ 10-12RM] Crunch [3 sets @ 10-12RM] Calf raise [3 sets @ 10-12RM]
sábado	Descanso	Actividad aeróbica
domingo	Descanso	

Fase de hipertrofia #2. Mesociclo 2. Semana 5.

DÍA	MÚSCULOS	EJERCICIOS
lunes	Pectorales, Espalda, piernas, Abdominales	Banco plano con mancuernas[4 sets @ 10-12RM] Aberturas con mancuernas [4 sets @ 10-12RM] Polea baja [4 sets @ 10-12RM] Leg curl [4 sets @ 10-12RM] Crunch [4 sets @ 10-12RM]
martes	Hombros, piernas, Abdominales	Press militar [4 sets @ 10-12RM] Elevaciones laterales [4 sets @ 10-12RM] Elevaciones laterales posteriori [4 sets @ 10-12RM] Leg extension [4 sets @ 10-12RM] Leg Press [4 sets @ 10-12RM] Calf raise [4 sets @ 10-12RM] Crunch [4 sets @ 10-12RM]
miércoles	Brazos, Abdominales	Curl de bíceps con mancuernas [3 sets @ 10-12RM] Push Down [3 sets @ 10-12RM] Crunch [4 sets @ 10-12RM]
jueves	Pectorales, Espalda, piernas, Abdominales	Banco plano con mancuernas[4 sets @ 10-12RM] Aberturas con mancuernas [4 sets @ 10-12RM] Lat machine [4 sets @ 10-12RM] Leg curl [4 sets @ 10-12RM] Crunch [4 sets @ 10-12RM]
viernes	Hombros, piernas, Abdominales	Press militar [4 sets @ 10-12RM] Elevaciones laterales [4 sets @ 10-12RM] Elevaciones laterales posteriori [4 sets @ 10-12RM] Leg extension [4 sets @ 10-12RM] Leg Press [4 sets @ 10-12RM] Calf raise [4 sets @ 10-12RM] Crunch [4 sets @ 10-12RM]
sábado	Descanso	Actividad aeróbica
domingo	Descanso	

Fase de hipertrofia #2. Mesociclo 2. Semana 6.

Aumento de cargas, recuperación de 60 a 90 segundos.

DÍA	MÚSCULOS	EJERCICIOS
lunes	Pectorales, Espalda, piernas, Abdominales	Banco plano con mancuernas[4 sets @ 8-10RM] Aberturas con mancuernas [4 sets @ 8-10RM] Polea baja [4 sets @ 8-10RM] Leg curl [4 sets @ 8-10RM] Crunch [4 sets @ 15-20RM]
martes	Hombros, piernas, Abdominales	Press militar [4 sets @ 8-10RM] Elevaciones laterales [4 sets @ 8-10RM] Elevaciones laterales posteriori [4 sets @ 8-10RM] Leg extension [4 sets @ 8-10RM] Leg Press [4 sets @ 8-10RM] Calf raise [4 sets @ 8-10RM] Crunch [4 sets @ 15-20RM]
miércoles	Brazos, Abdominales	Curl de bíceps con mancuernas [4 sets @ 8-10RM] Push Down [4 sets @ 8-10RM] Crunch [4 sets @ 8-10RM]
jueves	Pectorales, Espalda, piernas, Abdominales	Banco plano con mancuernas[4 sets @ 8-10RM] Aberturas con mancuernas [4 sets @ 8-10RM] Lat machine [4 sets @ 8-10RM] Leg curl [4 sets @ 8-10RM] Crunch [4 sets @ 15-20RM]
viernes	Hombros, piernas, Abdominales	Press militar [4 sets @ 8-10RM] Elevaciones laterales [4 sets @ 8-10RM] Elevaciones laterales posteriori [4 sets @ 8-10RM] Leg extension [4 sets @ 8-10RM] Leg Press [4 sets @ 8-10RM] Calf raise [4 sets @ 8-10RM] Crunch [4 sets @ 15-20RM]
sábado	Descanso	Actividad aeróbica
domingo	Descanso	

Fase de hipertrofia #2. Mesociclo 2. Semana 7.

Aumentar cargas, utilizar cargas pesadas, recuperación 60-90 segundos.

DÍA	MÚSCULOS	EJERCICIOS
lunes	Pectorales, Espalda, piernas, Abdominales	Banco plano con mancuernas[5 sets @ 8-10 RM] Aberturas con mancuernas [5 sets @ 8-10 RM] Polea baja [5 sets @ 8-10 RM] Leg curl [5 sets @ 8-10 RM] Crunch [4 sets @ 15-20 RM]
martes	Hombros, piernas, Abdominales	Press militar [5 sets @ 8-10 RM] Elevaciones laterales [5 sets @ 8-10 RM] Elevaciones laterales posteriori [5 sets @ 8-10 RM] Leg extension [5 sets @ 8-10 RM] Leg Press [4 sets @ 8-10RM] Calf raise [5 sets @ 8-10 RM] Crunch [4 sets @ 15-20RM]
miércoles	Brazos, Abdominales	Curl de bíceps con mancuernas [5 sets @ 8-10RM] Push Down [5 sets @ 8-10RM] Crunch [4 sets @ 15-20RM]
jueves	Pectorales, Espalda, piernas, Abdominales	Banco plano con mancuernas[5 sets @ 8-10 RM] Aberturas con mancuernas [5 sets @ 8-10 RM] Lat machine [5 sets @ 8-10 RM] Leg curl [5 sets @ 8-10 RM] Crunch [4 sets @ 15-20 RM]
viernes	Hombros, piernas, Abdominales	Press militar [5 sets @ 8-10 RM] Elevaciones laterales [5 sets @ 8-10 RM] Elevaciones laterales posteriori [5 sets @ 8-10 RM] Leg extension [5 sets @ 8-10 RM] Leg Press [4 sets @ 8-10RM] Calf raise [5 sets @ 8-10 RM] Crunch [4 sets @ 15-20RM]
sábado	Descanso	Actividad aeróbica
domingo	Descanso	

Fase de hipertrofia #2. Mesociclo 2. Semana 8.

Disminuir las cargas aumentar las repeticiones, Descanso 45-60 segundos

DÍA	MÚSCULOS	EJERCICIOS
lunes	Pectorales, Espalda, piernas, Abdominales	Banco plano con mancuernas[4 sets @ 15-20RM] Aberturas con mancuernas [4 sets @ 15-20RM] Polea baja [4 sets @ 15-20RM] Leg curl [4 sets @ 15-20RM] Crunch [4 sets @ 15-20RM]
martes	Hombros, piernas, Abdominales	Press militar [4 sets @ 15-20RM] Elevaciones laterales [4 sets @ 15-20RM] Elevaciones laterales posteriori [4 sets @ 15-20RM] Leg extension [4 sets @ 15-20RM] Leg Press [4 sets @ 15-20RM] Calf raise [4 sets @ 15-20RM] Crunch [4 sets @ 15-20RM]
miércoles	Brazos, Abdominales	Curl de bíceps con mancuernas [3 sets @ 15-20RM] Push Down [3 sets @ 15-20RM] Crunch [4 sets @ 15-20RM]
jueves	Pectorales, Espalda, piernas, Abdominales	Banco plano con mancuernas[4 sets @ 15-20RM] Aberturas con mancuernas [4 sets @ 15-20RM] Lat machine [4 sets @ 15-20RM] Leg curl [4 sets @ 15-20RM] Crunch [4 sets @ 15-20RM]
viernes	Hombros, piernas, Abdominales	Press militar [4 sets @ 15-20RM] Elevaciones laterales [4 sets @ 15-20RM] Elevaciones laterales posteriori [4 sets @ 15-20RM] Leg extension [4 sets @ 15-20RM] Leg Press [4 sets @ 15-20RM] Calf raise [4 sets @ 15-20RM] Crunch [4 sets @ 15-20RM]
sábado	Descanso	Actividad aeróbica
domingo	Descanso	

Fase de hipertrofia #2. Mesociclo 3. Semana 9.
Superset e triset. Descanso di 60-90''

DÍA	MÚSCULOS	EJERCICIOS
lunes	Pectorales, Espalda, piernas, Abdominales	Banco plano con mancuernas[4 sets @ 8-10 RM] superset con Aberturas con mancuernas [4 sets @ 8-10 RM] Polea baja [4 sets @ 8-10 RM] Leg curl [4 sets @ 8-10 RM] Crunch [4 sets @ 15-20 RM]
martes	Hombros, piernas, Abdominales	Press militar [4 sets @ 8-10 RM] triset con Elevaciones laterales [4 sets @ 8-10 RM] e Elevaciones laterales posteriori [4 sets @ 8-10 RM] Leg extension [4 sets @ 8-10 RM] superset con Leg Press [4 sets @ 8-10RM] Calf raise [4 sets @ 8-10 RM] Crunch [4 sets @ 15-20RM]
miércoles	Brazos, Abdominales	Curl de bíceps con mancuernas [4 sets @ 8-10RM] Push Down [4 sets @ 8-10RM] Crunch [4 sets @ 15-20RM]
jueves	Pectorales, Espalda, piernas, Abdominales	Banco plano con mancuernas[4 sets @ 8-10 RM] superset con Aberturas con mancuernas [4 sets @ 8-10 RM] Lat machine [4 sets @ 8-10 RM] Leg curl [4 sets @ 8-10 RM] Crunch [4 sets @ 15-20 RM]
viernes	Hombros, piernas, Abdominales	Press militar [4 sets @ 8-10 RM] triset con Elevaciones laterales [4 sets @ 8-10 RM] e Elevaciones laterales posteriori [4 sets @ 8-10 RM] Leg extension [4 sets @ 8-10 RM] superset con Leg Press [4 sets @ 8-10RM] Calf raise [4 sets @ 8-10 RM] Crunch [4 sets @ 15-20RM]
sábado	Descanso	Actividad aeróbica
domingo	Descanso	

Fase de hipertrofia #2. Mesociclo 3. Semana 10.

DÍA	MÚSCULOS	EJERCICIOS
lunes	Pectorales, Espalda, piernas, Abdominales	Banco plano con mancuernas[5 sets @ 8-10 RM] superset con Aberturas con mancuernas [5 sets @ 8-10 RM] Polea baja [5 sets @ 8-10 RM] Leg curl [5 sets @ 8-10 RM] Crunch [4 sets @ 15-20 RM]
martes	Hombros, piernas, Abdominales	Press militar [5 sets @ 8-10 RM] triset con Elevaciones laterales [5 sets @ 8-10 RM] e Elevaciones laterales posteriori [5 sets @ 8-10 RM] Leg extension [5 sets @ 8-10 RM] superset Leg Press [4 sets @ 8-10RM] Calf raise [5 sets @ 8-10 RM] Crunch [4 sets @ 15-20RM]
miércoles	Brazos, Abdominales	Curl de bíceps con mancuernas [5 sets @ 8-10RM] Push Down [5 sets @ 8-10RM] Crunch [4 sets @ 15-20RM]
jueves	Pectorales, Espalda, piernas, Abdominales	Banco plano con mancuernas[5 sets @ 8-10 RM] superset con Aberturas con mancuernas [5 sets @ 8-10 RM] Lat machine[5 sets @ 8-10 RM] Leg curl [5 sets @ 8-10 RM] Crunch [4 sets @ 15-20 RM]
viernes	Hombros, piernas, Abdominales	Press militar [5 sets @ 8-10 RM] triset con Elevaciones laterales [5 sets @ 8-10 RM] e Elevaciones laterales posteriori [5 sets @ 8-10 RM] Leg extension [5 sets @ 8-10 RM] superset con Leg Press [4 sets @ 8-10RM] Calf raise [5 sets @ 8-10 RM] Crunch [4 sets @ 15-20RM]
sábado	Descanso	Actividad aeróbica
domingo	Descanso	

Fase de hipertrofia #2. Mesociclo 3. Semana 11.

Incrementar cargas. Descanso 90-120 sec.

DÍA	MÚSCULOS	EJERCICIOS
lunes	Pectorales, Espalda, piernas, Abdominales	Banco plano con mancuernas[4 sets @ 6-8 RM] superset con Aberturas con mancuernas [4 sets @ 6-8 RM] Polea baja [4 sets @ 6-8 RM] Leg curl [4 sets @ 6-8 RM] Crunch [4 sets @ 15-20 RM]
martes	Hombros, piernas, Abdominales	Press militar [4 sets @ 6-8 RM] triset con Elevaciones laterales [4 sets @ 6-8 RM] e Elevaciones laterales posteriori [4 sets @ 6-8 RM] Leg extension [4 sets @ 6-8 RM] superset con Leg Press [4 sets @ 6-8 RM] Calf raise [4 sets @ 6-8 RM] Crunch [4 sets @ 15-20RM]
miércoles	Brazos, Abdominales	Curl de bíceps con mancuernas [4 sets @ 6-8 RM] Push Down [4 sets @ 6-8 RM] Crunch [4 sets @ 15-20RM]
jueves	Pectorales, Espalda, piernas, Abdominales	Banco plano con mancuernas[4 sets @ 6-8 RM] superset con Aberturas con mancuernas [4 sets @ 6-8 RM] Lat machine [4 sets @ 6-8 RM] Leg curl [4 sets @ 6-8 RM] Crunch [4 sets @ 15-20 RM]
viernes	Hombros, piernas, Abdominales	Press militar [4 sets @ 6-8 RM] triset con Elevaciones laterales [4 sets @ 6-8 RM] e Elevaciones laterales posteriori [4 sets @ 6-8 RM] Leg extension [4 sets @ 6-8 RM] superset con Leg Press [4 sets @ 6-8 RM] Calf raise [4 sets @ 6-8 RM] Crunch [4 sets @ 15-20RM]
sábado	Descanso	Actividad aeróbica
domingo	Descanso	

Fase de hipertrofia #2. Mesociclo 3. Semana 12.

Disminuir las cargas. Descanso 60-90 sec.

DÍA	MÚSCULOS	EJERCICIOS
lunes	Pectorales, Espalda, piernas, Abdominales	Banco plano con mancuernas[4 sets @ 15-20RM] Aberturas con mancuernas [4 sets @ 15-20RM] Polea baja [4 sets @ 15-20RM] Leg curl [4 sets @ 15-20RM] Crunch [4 sets @ 15-20RM]
martes	Hombros, piernas, Abdominales	Press militar [4 sets @ 15-20RM] Elevaciones laterales [4 sets @ 15-20RM] Elevaciones laterales posteriori [4 sets @ 15-20RM] Leg extension [4 sets @ 15-20RM] Leg Press [4 sets @ 15-20RM] Calf raise [4 sets @ 15-20RM] Crunch [4 sets @ 15-20RM]
miércoles	Brazos, Abdominales	Curl de bíceps con mancuernas [3 sets @ 15-20RM] Push Down [3 sets @ 15-20RM] Crunch [4 sets @ 15-20RM]
jueves	Pectorales, Espalda, piernas, Abdominales	Banco plano con mancuernas[4 sets @ 15-20RM] Aberturas con mancuernas [4 sets @ 15-20RM] Lat machine [4 sets @ 15-20RM] Leg curl [4 sets @ 15-20RM] Crunch [4 sets @ 15-20RM]
viernes	Hombros, piernas, Abdominales	Press militar [4 sets @ 15-20RM] Elevaciones laterales [4 sets @ 15-20RM] Elevaciones laterales posteriori [4 sets @ 15-20RM] Leg extension [4 sets @ 15-20RM] Leg Press [4 sets @ 15-20RM] Calf raise [4 sets @ 15-20RM] Crunch [4 sets @ 15-20RM]
sábado	Descanso	Actividad aeróbica
domingo	Descanso	

Actividad aeróbica

Como alguien puede haber notado, no he incluido en las fichas de mi programa momentos específicos en los que realizar una actividad aeróbica como correr o saltar la comba o la cinta. Para desarrollar masa muscular, la actividad aeróbica es inútil. Por otro lado, puede ser útil en casos de pérdida de peso o definición muscular que puedan seguir una fase denominada "masa", porque permite, en el caso de una actividad prolongada durante un tiempo determinado, consumir más calorías que el levantamiento de pesas. Y, obviamente, cuantos más kilómetros recorras, mayor será el consumo energético. Por lo general, se recomienda una carrera a velocidad moderada, asegurándose de mantener su frecuencia cardíaca entre el 65 y el 80% de su frecuencia cardíaca máxima. Esta frecuencia cardíaca máxima se puede obtener de forma aproximada pero indicativa con la siguiente fórmula: FCMax = 220 - edad.

La duración mínima de la actividad aeróbica generalmente recomendada para tener un beneficio en términos de condición física y mejora metabólica con el tiempo es de al menos 20 minutos por sesión. En cualquier caso, no se pierde peso al realizar actividad física sino a través de un déficit calórico a lo largo del tiempo. La actividad aeróbica ayuda a este proceso porque aumenta el consumo de calorías y, por lo tanto, permite aumentar la proporción del déficit calórico antes mencionado.

Para tener una idea de la función de la actividad aeróbica en la pérdida de peso, podemos utilizar algunas fórmulas útiles desarrolladas a lo largo del tiempo por académicos de las ciencias del deporte:
Gasto energético (KCal) = 1kcal x kg de peso x km recorridos (fórmula de Arcelli). Por ejemplo 1kcal x 75 (peso) x 10 (Km recorridos) = 750kcal consumidos. La ciencia ha establecido los porcentajes de uso de carbohidratos y grasas en función del porcentaje de frecuencia cardíaca máxima, a través del cociente respiratorio y el Vomax.
Una frecuencia cardíaca por debajo del 80% de la frecuencia cardíaca máxima nos lleva a quemar una media del 70% de los hidratos de carbono y el 30% de las grasas. Volviendo a nuestro ejemplo, para saber la cantidad de kcal de grasa quemada necesitamos calcular el 30% de 750 kcal, que son 225 kcal. Un gramo de grasa corresponde a 9 kcal, pero en el cuerpo humano la masa grasa (adipocito) se combina con agua, por lo que 1 kg de grasa corporal representa aproximadamente 7000 kcal y no 9000 kcal. Entonces, en la práctica, 1 gramo de grasa corporal corresponde a 7 kcal. En la práctica, en la sesión de entrenamiento de nuestro ejemplo se consumieron 225kcal / 7 = 32,2 gr. de grasa. Por ejemplo, para perder 3 kilos y 220 gramos (32,2 gramos * 1000 gramos (1Kg)), manteniendo todos los demás parámetros sin cambios, hay que recorrer 10.000 km. Está claro que para obtener resultados en cuanto a pérdida de peso no se puede ignorar una dieta que genera un déficit calórico que se prolonga en

el tiempo frente al consumo energético al que uno está acostumbrado. Y esto es cierto independientemente del tipo de dieta en boga en un período histórico determinado. También puede perder peso comiendo más carbohidratos si su ingesta total de calorías es menor que su consumo de energía.

Como continuar

Todo depende de tus objetivos y de la etapa del protocolo en la que te encuentres. En general, para quienes buscan una mayor fuerza, es bueno insertar al menos dos periodos de fuerza durante el año, como hemos visto antes. Después del período dedicado a la fuerza es recomendable insertar un período de recuperación o hipertrofia, es decir, es bueno permitir que el cuerpo se recupere del estrés del período con cargas elevadas. Si por el contrario, tienes la hipertrofia como objetivo, puedes seguir alternando 12 semanas de hipertrofia como las descritas anteriormente con 4 semanas de recuperación, disminuyendo las cargas y aumentando la fase metabólica. Quizás favoreciendo los grupos de músculos deficientes, entrenándolos más, entre un período y otro.

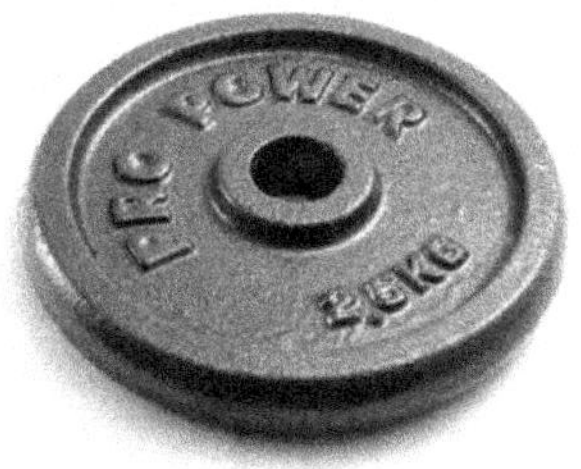

Lockdown

En este libro se asume que los gimnasios son abiertos y se proponen ejercicios con algunas máquinas típicas de gimnasio. En periodos de encierro podemos sustituir la mayoría de los ejercicios por algún equipo que podamos usar, o que ya tengamos, en casa: un conjunto básico incluye un banco plano que también se puede reclinar, uno o más conjuntos de mancuernas, una barra de dominadas. Todos los artículos se compran fácilmente nuevos o usados. Lo más importante es tener cargas suficientes para estimular el crecimiento muscular. Es cierto que la falta de peso adecuado se puede reemplazar con un aumento en el número de repeticiones, pero solo hasta cierto punto. Un poco de movimiento es mejor que ningún movimiento, pero para aumentar la fuerza necesitas levantar pesas que empujen el músculo para ajustar su capacidad al peso levantado. Más complejo es el trabajo a realizar fuera del gimnasio relacionado con las piernas en el que tenemos que sustituir las máquinas como prensas, extensiones de piernas y curl de piernas por sentadillas y estocadas, aumentando mucho el número de repeticiones y utilizando aquí también las mancuernas. Si no podemos conseguir ninguna herramienta podemos realizar ejercicios corporales libres como lagartijas, abdominales, sentadillas, estocadas, que nos permiten al menos mantenernos en forma.

En este caso, te recomiendo que te ciñas a un plan que implica realizar 100 flexiones al día, 100 sentadillas con el peso corporal y 100 cruchs: ¡con media hora al día te sentirás como leones! Si no estás lo suficientemente entrenado, fíjate el objetivo de alcanzar ese nivel después de uno o dos meses, comenzando desde donde estás y aumentando en 10 repeticiones todos los días. Te veo pronto.

Para obtener consejos específicos relacionados con sus objetivos y especificidades, puede escribirme para reservar una entrevista info@fitnessedintorni.it.
En el sitio www.fitnessedintorni.it encontrará a menudo ofertas de bienvenida.

Para más información sobre estos temas, lee el libro que dediqué a la recomposición corporal, en el que explico cómo construir un programa de entrenamiento y nutrición para lograr tus objetivos.

https://www.amazon.es/dp/B08RKN1N8T

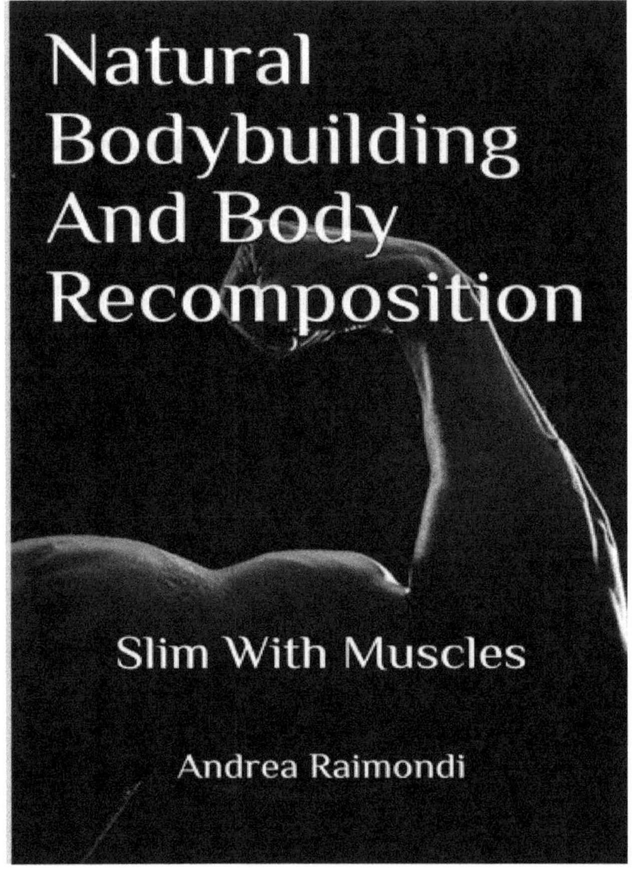

Motivación

Tomado de mi "Natural Bodybuilding and Body Recomposition"

Construir un cuerpo musculoso toma tiempo, requiere dedicación, requiere paciencia. Tienes que encontrar la fuerza dentro de ti mismo para entrenar incluso cuando todo te dice que lo dejes ir. Después de todo, todos tenemos decenas de distracciones. Muchas cosas nos dicen que elijamos la forma más cómoda y el propio cuerpo tiende a la inacción. Elegir la forma más cómoda. Necesitamos motivación y un enfoque mental positivo. De hecho, como en todos los demás aspectos de la vida, el papel de la mente es fundamental para lograr cualquier resultado. Debe estar dispuesto a no renunciar a su rutina de entrenamiento. Y la voluntad también debe entrenarse a través de un enfoque mental positivo. Pero, ¿qué significa? Significa ir más allá de las dificultades del momento y mirar el objetivo final, construir masa muscular, el físico que quieres tener y creer siempre que es alcanzable. Para ello es necesario fijarse metas y planificar el camino para alcanzarlas.

Ponte metas

Tener un objetivo es como ver un faro durante una tormenta en alta mar. Te permite mantener el rumbo hacia lo que quieres ser o llegar a ser. Por eso es importante establecer lo que quieres lograr: ¿más músculos? ¿Ser menos gordo? También es importante que te des un tiempo razonable para conseguirlo: no puedo pensar en ganar 20 kg de músculo en un año de entrenamiento, no puedo pensar en perder 20 kg en un mes sin una descompensación.

Y es mejor fijar el objetivo con precisión: quiero perder 10 kg en seis meses, quiero tener 5 kg más de músculo en un año. De esta forma será más fácil medir si la dirección tomada es la correcta, la que conduce al logro de la meta. Será más fácil medir el progreso o las paradas y actuar en consecuencia. Una vez que se ha establecido el objetivo, esto siempre debe recordarse en cada sesión de entrenamiento, siempre que no quiera entrenar e incluso cuando no parezca obtener los resultados deseados. Nunca debes desviarte de tu objetivo. Al definir el objetivo, es necesario entrar en detalles, dividir el objetivo en muchas fases más pequeñas y más fáciles de lograr, crear rutinas mensuales, semanales y diarias. De esta manera, puede establecer objetivos medibles para cada período, por ejemplo, perder 0,5 kg por semana significa 12 kg en 6 meses y concentrarse en lograr este objetivo semanal.

Siempre debes recordar que en la recomposición corporal el factor tiempo cuenta, debes darle tiempo a tu cuerpo para que se adapte a la nueva situación y darle tiempo para romper la homeostasis. Debes querer alcanzar la meta, así que pregúntate qué es lo que REALMENTE quieres lograr. Y todo se volverá más fácil. Luego, actúe, prepare un plan de capacitación y sígalo de manera constante. La confianza ganada al ver pequeñas mejoras constantes le dará la fuerza y la energía para continuar hacia la meta.

Concentración máxima

A la hora de entrenar debes centrarte en el movimiento que estás haciendo, sentir qué músculo se está contrayendo, comprobar si la postura es la correcta, en definitiva, debes intentar estar concentrado en ti mismo.

Experimentación continua

Has creado tu propio plan o has utilizado alguno de los previstos en el libro y lo sigues fielmente, con constancia y disciplina, pero ¿puede suceder que en una sesión de entrenamiento te sientas más cansado o aburrido de la rutina habitual? Es el momento de experimentar algo nuevo, probar un ejercicio que no has hecho en mucho tiempo o que nunca has hecho, cambiar la carga, aumentar o disminuir las repeticiones. Esto puede ayudarlo a retomar su patrón habitual en los días siguientes con mayor vigor. Porque es importante completar el programa de entrenamiento para el período establecido sin cambiar constantemente los ejercicios: es necesario desarrollar la fuerza de voluntad para permanecer fijo en el rumbo establecido.

Empuja fuerte

Podemos combinarlo con la concentración: cuanto más concentrado estés, más podrás esforzarte: completar una sesión de trabajo que sea realmente un entrenamiento no significa tener que romper las fibras musculares cada vez, sino dar lo mejor de ti por cómo te sientes ese día: te sientes cansado porque has dormido poco o has comido mal, da lo mejor en esas condiciones, pero nunca te rindas, nunca te rindas en el entrenamiento planeado.

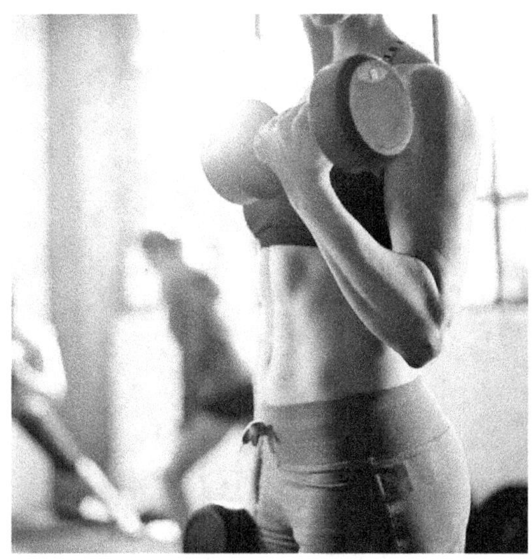

Para más información sobre estos temas, lee el libro que dediqué a la recomposición corporal, en el que explico cómo construir un programa de entrenamiento y nutrición para lograr tus objetivos.

https://www.amazon.it/dp/B08RH7MLFK

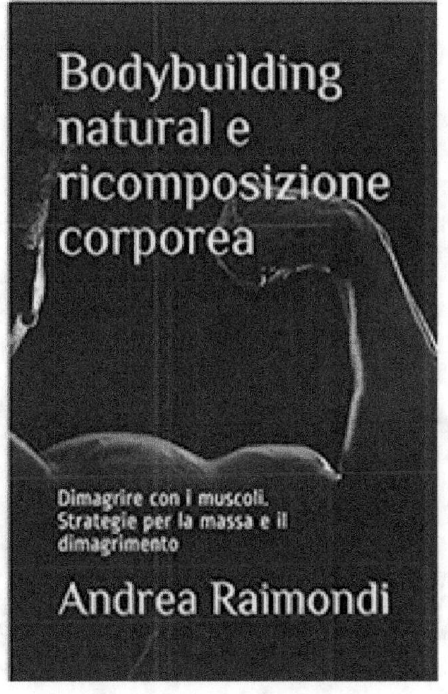

info@fitnessedintorni.it

www.fitnessedintorni.it

www.pt-manager.com

Training para lo hora del almuerzo

A menudo, muchos de nosotros tenemos que gestionar muchas responsabilidades entre la familia y el trabajo y el tiempo de formación queda entre las últimas cosas por hacer. En estas fichas propongo un entrenamiento a realizar durante la pausa del almuerzo todos los días laborables. Es un entrenamiento corto, de unos 35-40 minutos pero siguiendo los principios de la progresión de cargas como indiqué en las fichas de las distintas fases que has leído en las páginas anteriores y manteniendo las recuperaciones por debajo de un minuto puede dar grandes resultados. En la semana de ejemplo que te voy a proponer entrenarás el pecho y los hombros 2 veces por semana, las piernas 5 veces y la espalda 4 veces. Modifica la cantidad de ejercicios en cada distrito muscular según tus necesidades: puedes decidir, por ejemplo, entrenar más el pecho o los hombros y menos la espalda y las piernas.

La tarjeta debe usarse durante al menos tres meses sin apresurarse a ver los resultados, lleva tiempo, como en todo lo relacionado con los cambios en el cuerpo de una persona.

Ejemplo de plan semanal

DÍA	MÚSCULOS	EJERCICIOS
lunes	Pectorales, Espalda, piernas, Abdominales	Banco plano con mancuernas[4 sets @ 12RM] Polea baja [4 sets @ 12RM] Leg extension [4 sets @ 12RM] Crunch [2 sets @ 30 reps]
martes	Hombros, piernas, Espalda, Abdominales	Press militar [4 sets @ 12RM] Elevaciones laterales [4 sets @ 12RM] Lat Machine [4 sets @ 12RM] Leg curl [4 sets @ 12RM] Crunch [4 sets @ 30 reps]
miércoles	Brazos, piernas, Abdominales	Curl de bíceps con mancuernas [4 sets @ 12RM] Push Down [4 sets @ 12RM] Leg Press [4 sets @ 20 RM] Crunch [4 sets @ 15-20RM]
jueves	Pectorales, Espalda, piernas, Abdominales	Banco plano con mancuernas[4 sets @ 12RM] Polea baja [4 sets @ 12RM] Leg extension [4 sets @ 12RM] Crunch [2 sets @ 30 reps]
viernes	Hombros, piernas, Espalda, Abdominales	Press militar [4 sets @ 12RM] Elevaciones laterales [4 sets @ 12RM] Lat Machine [4 sets @ 12RM] Leg curl [4 sets @ 12RM] Crunch [4 sets @ 30 reps]
sábado	Descanso	Actividad aeróbica
domingo	Descanso	

Visite www.fitnessedintorni.it

o

escribir

info@fitnessedintorni.it

para obtener consejos sobre entrenamiento y nutrición